Benjamin Ließma

Wo, bitte, geht's denn hier zur Couch?

Verhaltens-therapie einfach erklärt

Benjamin Ließmann

Wo, bitte, geht's denn hier zur Couch?

Verhaltenstherapie einfach erklärt

Ein Wegweiser durch den Psychotherapie-Dschungel

mvgverlag

Bibliografische Information der Deutschen Nationalbibliothek
Die Deutsche Nationalbibliothek verzeichnet diese Publikation in der Deutschen Nationalbibliografie. Detaillierte bibliografische Daten sind im Internet über https://dnb.de abrufbar.

Für Fragen und Anregungen
info@m-vg.de

Wichtiger Hinweis
Dieses Buch ist für Lernzwecke gedacht. Es stellt keinen Ersatz für eine individuelle therapeutische Beratung dar und sollte auch nicht als solcher benutzt werden. Wenn Sie fachlichen Rat einholen wollen, konsultieren Sie bitte einen qualifizierten Therapeuten. Der Verlag und der Autor haften für keine nachteiligen Auswirkungen, die in einem direkten oder indirekten Zusammenhang mit den Informationen stehen, die in diesem Buch enthalten sind.

Ausschließlich zum Zweck der besseren Lesbarkeit wurde auf eine genderspezifische Schreibweise sowie eine Mehrfachbezeichnung verzichtet. Alle personenbezogenen Bezeichnungen sind somit geschlechtsneutral zu verstehen.

Originalausgabe
1. Auflage 2025

Türkenstraße 89
80799 München
Tel.: 089 651285-0

Redaktion: Anke Schild
Umschlaggestaltung: Sonja Stiefel
Umschlagabbildung: AdobeStock/Olga Rai, Volha
Layout und Satz: inpunkt[w]o, Wilnsdorf (www.inpunktwo.de)
Druck: CPI
Printed in the EU

ISBN Print 978-3-7474-0660-1
ISBN E-Book (EPUB, Mobi) 978-3-98922-073-7

Inhalt

Einleitung

Zu Beginn ein kleiner Test: Wer oder was fällt Ihnen spontan zum Begriff »Psychoanalyse« ein? Bestimmt Sigmund Freud, der berühmte Gründer dieser psychotherapeutischen Methode. Möglicherweise sind Ihnen auch einige Ideen bekannt, wie z. B. das »Unbewusste« oder das »Es«, »Ich« und »Über-Ich«. Auch vom Freudschen Versprecher haben Sie bestimmt schon mal gehört. Von einem solchen spricht man, wenn sich in der Art des Versprechers enthüllt, wie jemand wirklich über eine Sache denkt. Wenn Sie sich nun vorstellen sollen, was während einer psychotherapeutischen Sitzung so passiert, dann denken Sie vermutlich an einen Menschen, der auf einer Couch liegt und von seinen Erinnerungen an seine Zeit als Kleinkind berichtet. Hinter ihm sitzt dabei der Psychoanalytiker, kritzelt mysteriöse Dinge auf seinen Schreibblock und sagt hin und wieder etwas Tiefgründiges. Der Einfluss der Psychoanalyse zeigt sich auch in der heutigen Alltagssprache, wie z. B. in der Redewendung, jemand müsse wohl mal »auf die Couch«.

Nun der zweite Teil des Tests: Wer oder was fällt Ihnen spontan zum Begriff »Verhaltenstherapie« ein? Wenn Sie hier nur ein Achselzucken parat haben, dann geben Sie mit dieser Reaktion bereits die typische

Antwort. Ich habe diese Frage so einigen Leuten gestellt und in etliche ahnungslose Gesichter geblickt. Dies ist erstaunlich, wenn man bedenkt, dass Verhaltenstherapie heutzutage die am weitesten verbreitete Form der Psychotherapie ist. Aber auch in der Popkultur, die ja häufig ein Bewusstsein für Dinge der Gegenwart schafft, ist diese Form der Therapie wenig präsent. Ist sie vielleicht weniger spannend oder kontrovers als das Werk des bärtigen Seelenforschers vom Anfang des letzten Jahrhunderts, in dem es um Sex, Träume und Geheimnisse geht?

Verhaltenstherapie ist eine Therapieform, die im Verlauf der vergangenen 70 Jahre diverse philosophische Trends durchlebt hat – mit ihren jeweiligen Stars und kuriosen Geschichten. Diese Entwicklungsphasen sind heute als die drei »Wellen« der VT bekannt, von denen das vorliegende Buch erzählen möchte. Sie werden von den therapeutischen Ideen erfahren, die im Laufe der Jahrzehnte auftauchten, den Techniken, die zur Anwendung kamen, und wie all dies dazu führte, dass Klienten im Jahr 2024 Rosinen an ihr Ohr halten, um zur Verbesserung der psychischen Gesundheit winzige Geräusche zu entdecken.

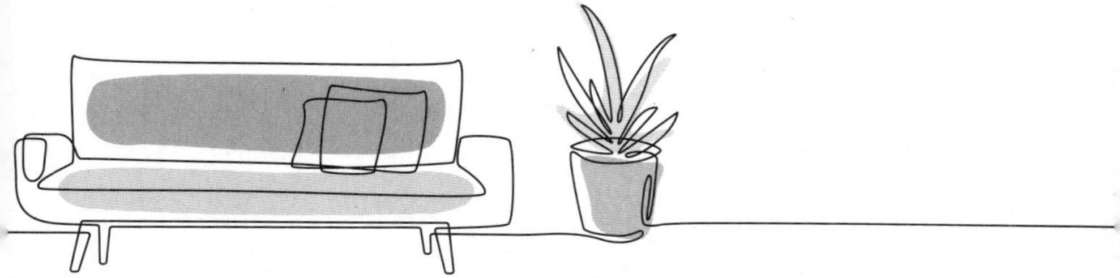

Die 1. Welle der Verhaltenstherapie

Die erste Welle der Verhaltenstherapie umfasst im Groben die Jahre zwischen 1950 und 1970 und ist durch den Begriff »Behaviorismus« geprägt. Es sind die Gründungsjahre, in denen sich aus tierexperimenteller Forschung allmählich erste psychotherapeutische Anwendungen für den Menschen herauskristallisierten. Angesichts der besonderen Entstehungsgeschichte ist es kein Wunder, dass Kritiker die neu entstandene Therapiemethode gerne als »Rattenpsychologie« schmähten. Aber was genau ist eigentlich »Behaviorismus«?

Behaviorismus

Die Abkehr der Psychologie von der Psyche

Manche finden ja, dass »Verhaltenstherapie« eine etwas merkwürdige Bezeichnung für eine psychotherapeutische Methode ist. Und tatsächlich klingt der Begriff ja auch eher nach einer erzieherischen Maßnahme für Leute, die sich nicht gut benehmen können. Wer an depressiver Verstimmung, Ängsten oder einem vergleichbaren Problem leidet, erhofft sich meist eher die Verringerung entsprechender Symptome, wie etwa Panikattacken oder Schlafstörungen, als eine »Therapie« des eigenen Verhaltens. Aus Marketing-Perspektive ist der Begriff eine echte Katastrophe.

Der Grund für diese Benennung ist, dass Verhaltenstherapie in ihrer ursprünglichsten Form auf dem »Behaviorismus« basiert, einer psychologischen Denkschule aus der ersten Hälfte des 20. Jahrhunderts. Dieser Ansatz beschäftigte sich damit, wie sich Verhalten beeinflussen lässt, und kam mit einer originellen Idee daher: Das innere Erleben – also das, was ein Mensch so denkt – wurde bei dieser Art psychologischer Forschung komplett ausgeklammert. Das klingt erst mal nach einem völlig kuriosen Plan. So, als würden Astronomen ankündigen, künftig völlig darauf zu verzichten, die Gestirne in den Blick zu nehmen. Der entscheidende Punkt aber war hier, dass man selbst Milliarden Lichtjahre entfernte Sterne klarer sehen kann als einen einzigen Gedanken. »Innere« Dinge wie Träume, Sehnsüchte, Fantasien oder Vorstellungen wurden vom Behaviorismus daher als etwas aufgefasst, das sich nicht objektiv wissenschaftlich untersuchen ließe und demnach auch nicht Gegenstand seriöser Forschung sein könnte. Diese Auffassung war eine radikale Abkehr von der damals weit verbreiteten Psychoanalyse, in der gerade die Beschäftigung mit dem nicht sichtbaren Inneren ganz wesentlich war.

Die Kritik der Behavioristen an der Psychoanalyse: Dinge wie einen »Ödipuskomplex« oder ein »Introjekt« kann es geben oder aber auch nicht – wie will man es sicher herausfinden? Behavioristen beschränkten ihre Forschung daher auf das, was objektiv messbar ist: Reize und Reaktionen. Was glauben Sie: Würde sich Ihr Zigarettenkonsum reduzieren, wenn Sie jedes Mal beim Ziehen einen kleinen Elektroschock bekämen, der zumindest so stark wäre, dass er Sie kurz hüpfen ließe? Wenn Sie kein Raucher sind, dann ersetzen Sie dies einfach durch das Knabbern am Finger, das endlose Scrollen durch Stories auf Instagram oder eine sonstige lästige Angewohnheit. Wenn Sie der Ansicht sind, dass sich Ihr Verhalten vermutlich dadurch ändern würde, dann sind Sie schon mittendrin im behavioristischen Denken. Die zentrale Frage lautet hier: Welcher Input (z. B. Schock nach jedem fünften Zug) erzeugt welchen Output (z. B. Anzahl gerauchter Zigaretten pro Tag)? Was währenddessen im »Inneren« passiert, also z. B. das Nachdenken über die gesundheitsschädliche Wirkung des Rauchens, ist hier nicht interessant. Dieser von außen nicht einsehbare Bereich des inneren Erlebens wurde »Black Box« genannt.

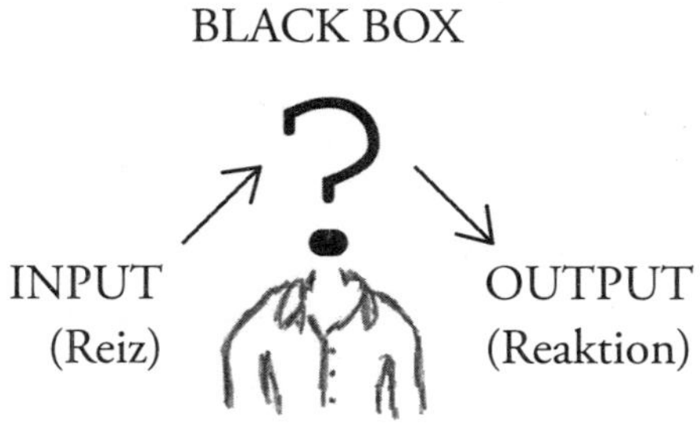

Ein Großteil der Verhaltensforschung wurde ursprünglich mit Tieren durchgeführt. Burrhus Frederic Skinner, einer der berühmtesten Behavioristen der damaligen Zeit, entwickelte hierzu einen speziellen Apparat – die »Skinner-Box«. Das ist ein kleiner Kasten, in dem das Verhalten eines Tieres mittels Belohnung und Bestrafung gezielt geformt werden kann. Ratten lernten darin z. B. die Benutzung von kleinen Hebeln, um Futter zu bekommen, schmerzhaften Elektroschocks zu entgehen, oder sich sogar eine elektrische Hirnstimulation mitten ins »Glückszentrum« zu verpassen.[1] Bevor Sie nun googeln, wo Sie einen solchen Hirnbeglückungs-Apparat für Menschen herbekommen, seien Sie gewarnt: Diese Ratten taten im Leben überhaupt nichts anderes mehr, als ständig ihren Glückshebel zu betätigen. Wie bitte? Sie sind immer noch interessiert? Dann sei noch hinzugefügt, dass die Ratten alle verhungert wären, hätten die Versuchsleiter die Stimulations-Orgie nicht beendet.

Das Ziel der frühen Verhaltensforschung war nicht die Entwicklung von Psychotherapie, sondern es ging um völlig andere Dinge. Beispielsweise arbeitete Skinner im Zweiten Weltkrieg an einer ungewöhnlichen neuen Waffentechnik mit dem Codenamen »Project Pigeon«. Hier wurde versucht, die Treffgenauigkeit von Raketen zu verbessern, indem diese mit einer ungewöhnlichen Crew bemannt wurden: Tauben. Diese waren speziell darauf trainiert, während des Flugs auf bestimmte Bereiche eines Bildschirms zu picken und so das Geschoss präzise ins Ziel zu steuern – bevorzugt in feindliche Kriegsschiffe. Das Vertrauen des Militärs in die Flattermänner war allerdings so gering, dass keine Taube eine solche Kamikaze-Mission absolvieren musste.[2]

Ein gigantischer Shitstorm wehte Skinner 1945 entgegen, nachdem er im »Ladies Home Journal« seine neueste Erfindung vorgestellt hatte, die er für die eigene Tochter im Säuglingsalter gebaut hatte: eine Art Hightech-Kinderkrippe mit lärmschluckender Glasscheibe, Luftfilter sowie regulierbarer Temperatur und Luftfeuchtigkeit. Gedacht war es als Wohlfühlkammer fürs eigene Kind. Der Titel des Artikels (»Baby in a Box«) sowie das Foto von Skinners Tochter Deborah im Inneren erzeugten allerdings einen fatal falschen Eindruck vom Zweck der Konstruktion. Blitzschnell verbreitete sich das Gerücht, es handele sich in Wirklichkeit um eine weitere Skinner-Box, in der die Kleine wie eine Laborratte vom Vater für psychologische Experimente missbraucht werde. Selbst als Skinners Tochter schon erwachsen war, entwickelten sich die Gerüchte weiter. Nun hieß es, dass Deborah durch die grausamen Experimente psychotisch geworden sei, ihren Vater verklagt habe und letztlich in einem Bowlingcenter Selbstmord begangen habe. Noch im Jahr 2004 muss Deborah Skinner Buzan als nun 60-jährige Frau gegen diese erfundenen Geschichten ankämpfen, die immer noch im Umlauf sind.[3] Die berühmt gewordene Box wurde übrigens unter dem Namen »Heir Conditioner« verkauft.

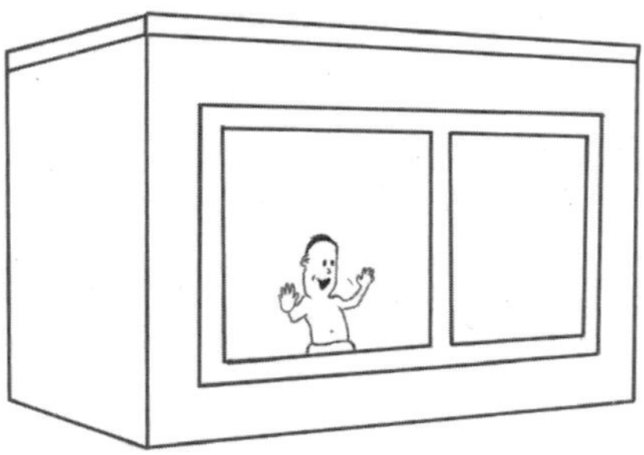

Premium-Brutkasten oder Kinder-Konditionierer?
Der »Heir Conditioner«.

Klassische Konditionierung

Iwan Pawlows einflussreiche Idee

Die frühe Verhaltenstherapie bediente sich einer Technik, bei der viele heute an einen ganz bestimmten Vierbeiner denken: den »Pawlowschen Hund«. Das ist der, dem immer Speichel im Mund zusammenlief, wenn er ein Glöckchen hörte. Und zwar deswegen, weil das Glöckchen vorher immer dann geläutet wurde, wenn es Futter gab. Und so funktioniert es:

1. Vor der Konditionierung löst der Stimulus »Futter« eine natürliche Reaktion aus, nämlich Speichelfluss. Das Futter ist ein »unkonditionierter Stimulus« und der Speichelfluss eine »unkonditionierte Reaktion«.

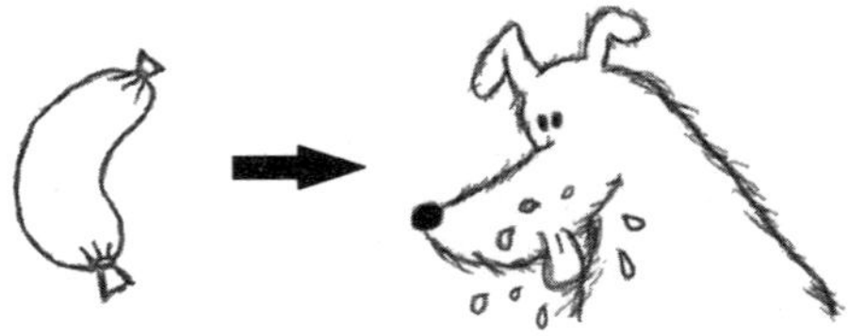

2. Vor der Konditionierung löst das Klingeln der Glocke keine besondere Reaktion aus. Die Glocke ist ein »neutraler Stimulus«.

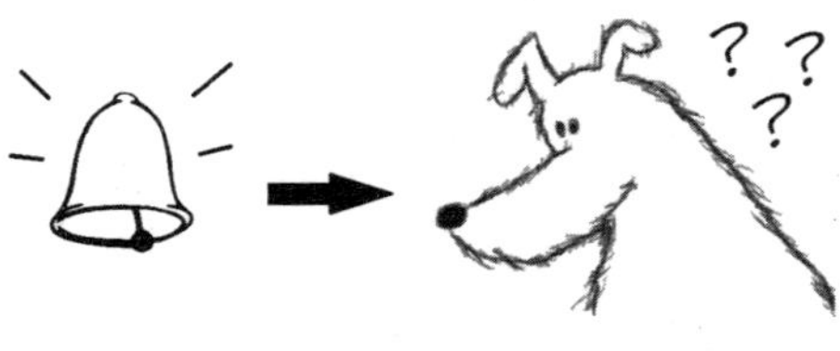

3. Der unkonditionierte Stimulus wird nun mit dem neutralen Stimulus »gekoppelt«. Eine Kopplung ist die gemeinsame Darbietung zweier Stimuli, z. B. gleichzeitig oder nacheinander.

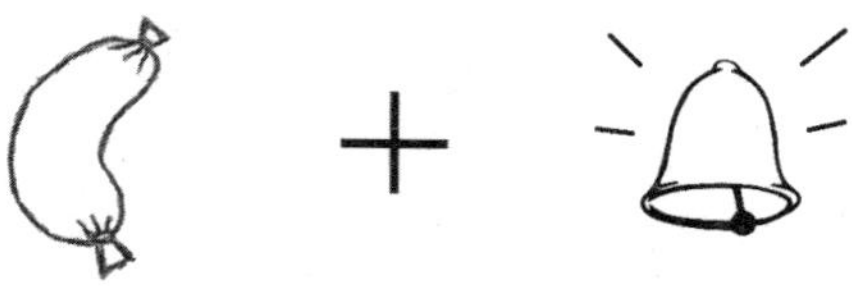

4. Nach der Kopplung löst jetzt auch das Glockengeräusch Speichelfluss aus. Der vorher neutrale Stimulus ist nun ein »konditionierter Stimulus«. Der Speichelfluss beim Klingeln ist nun eine »konditionierte Reaktion«.

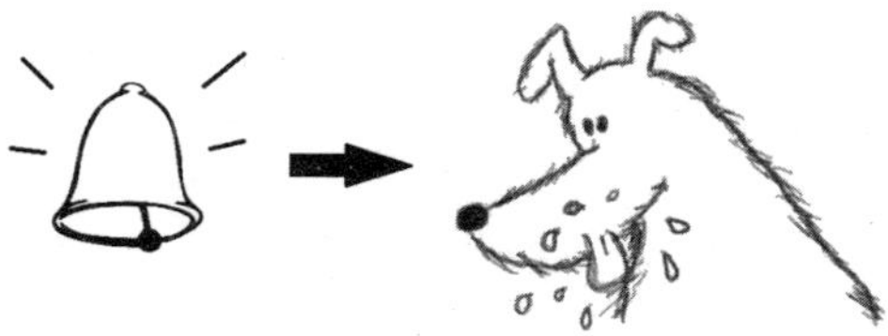

Bei einer klassischen Konditionierung geht es also darum, dass Reize miteinander verknüpft werden und sich dadurch automatisch bestimmte Erwartungen ausbilden. Allerdings hätten Behavioristen hier nicht von »Erwartungen« gesprochen, denn dieses Wort bezeichnet etwas, das unsichtbar in der »Black Box« stattfindet. Hier würde das Geschehen eher folgendermaßen ausgedrückt werden: Reize werden in einer bestimmten Anordnung dargeboten, wodurch neue Reiz-Reaktion-Verbindungen entstehen.

Das Herrchen des Pawlowschen Hundes war natürlich der Namensgeber selbst – Iwan Petrowitsch Pawlow, russischer Mediziner und Nobelpreisträger. Bei seiner Forschung zur Physiologie der Verdauung entdeckte er die Mechanismen, die später als »klassische Konditionierung« bekannt wurden. Man sollte sich Pawlow und Hund allerdings nicht als Duo vorstellen – der Pawlowsche Hund war in Wirklichkeit ein ganzes Rudel an Laborhunden. Nehmen wir mal an, einer davon würde zu Ihnen zur Verhaltenstherapie kommen. Der Hund ist etwas unglücklich darüber, nach seiner klassischen Konditionierung nun jedes Mal unwillkürlich zu sabbern, wenn ein Glöckchen erklingt. Wie könnten Sie als Verhaltenstherapeut das Prinzip klassischer Konditionierung nun anwenden, um dieses Problem zu lösen? Eine denkbare Vorgehensweise könnte z. B. darin bestehen, den Hund ein paar Tage lang immer wieder mit dem Glockengeräusch zu konfrontieren, ohne dass es währenddessen oder im Anschluss daran Futter gibt. Der voraussichtliche Effekt: Die »assoziative Verbindung« zwischen dem Geräusch und der Futtergabe wird schwächer. Oder anders gesagt: Das Glöckchenklingeln verliert die Bedeutung, das baldige Eintreffen von Futter vorherzusagen. Nach einiger Zeit sollte daher auch kein Speichel mehr fließen, wenn es klingelt. Diesen Mechanismus klassischer Konditionierung nennt man »Löschung« oder auch »Extinktion«.

Sie fragen sich jetzt vielleicht, ob auch Sie selbst auf irgendeine Weise klassisch konditioniert sein könnten. Dann überlegen Sie doch mal, ob es Geräusche gibt, die Sie automatisch und blitzschnell mit etwas Unangenehmen oder Angenehmen verbinden. Bei mir selbst sind das z. B. akustische Signale des PC – kaum höre ich den Windows-Sound »kritischer Fehler«, zucke ich innerlich schon zusammen.

Eignet sich klassische Konditionierung als Instrument zur psychotherapeutischen Behandlung von Menschen? Aber für welche Art von Problemen? Zur Beantwortung dieser Frage wurde in der behavioristischen Anfangszeit insbesondere die Entstehung von Ängsten bzw. »Phobien« beforscht. Hierzu wurden Experimente durchgeführt, die heutzutage jede Ethikkommission in Aufruhr versetzen würden. Traurige

Berühmtheit erlangte ein neun Monate alter Proband namens »kleiner Albert«.[4] Um herauszufinden, ob eine Phobie vor einer flauschigen weißen Ratte erlernbar sei, erschreckte man den kleinen Albert mit einem lauten Geräusch immer dann, wenn er nach der Ratte greifen wollte. Der Versuchsleiter, der US-Psychologe John Watson, schlug hierzu hinter dem Kind mit einem Hammer immer wieder kräftig auf eine Eisenstange. Vor dieser Prozedur hatte Albert überhaupt keine Angst vor dem Tier. Danach jedoch zeigte der Junge bei Anwesenheit der Ratte und anderer Objekte »aversive Regungen« (z. B. Verziehen des Gesichts), was von den Forschern als Angst interpretiert wurde. Ob der Kleine am Ende aber wirklich Angst vor der Ratte hatte oder vor Watson mit seiner Eisenstange, bleibt eine letztlich ungeklärte Frage.

Während bei Albert eher das Gegenteil von Therapie durchgeführt wurde, versuchte sich die Entwicklungspsychologin Mary Cover Jones 1924 an einer echten psychotherapeutischen Behandlung. Therapieziel war es, die Kaninchen-Phobie eines dreijährigen Jungen namens Peter zu beheben. Die Behandlung bestand in einer Kombination aus klassischer Konditionierung und Lernen am Modell. Bei Letzterem wurde Peter mit anderen Kindern zusammengebracht, die von flauschigen Kaninchen außerordentlich begeistert waren und diese mit Freude streichelten. Im Konditionierungs-Teil erhielt Peter Süßigkeiten, während das Kaninchen in seiner Nähe platziert wurde. Die Idee hinter dieser Vorgehensweise: Die durch Süßigkeiten ausgelöste Freude sollte die Angstreaktion blockieren, die durch das Kaninchen getriggert wird.

Die Therapie war ein Erfolg: Nach etwa 40 Behandlungstagen streichelt Peter das Kaninchen, und lässt es an seinen Fingern knabbern.[5] Ob dies nun an den Süßigkeiten oder aber dem Kennenlernen junger Kaninchenfans gelegen haben mag, bleibt aufgrund der Methodenmixtur leider unklar. Fallstudien wie die von Mary Cover Jones legten den Grundstein für die kommenden Entwicklungen in der Verhaltenstherapie.

Systematische Desensibilisierung

Das erste Anti-Angst-Programm der Verhaltenstherapie

In Anlehnung an die therapeutische Idee von Mary Cover Jones entwickelte Joseph Wolpe, ein Psychiater aus Südafrika, die erste große Therapietechnik der Verhaltenstherapie: »Systematische Desensibilisierung«. Wieder ist das Ziel die Reduzierung von Angstreaktionen. Die grundlegende Idee dahinter beschreibt Wolpe 1954 in seinem Artikel »Reciprocal Inhibition as the Main Basis of Psychotherapeutic Effects«.[6] Auf Deutsch: »Wenn es gelingt, eine mit Angst unvereinbare Reaktion bei Anwesenheit eines angsterzeugenden Stimulus auftreten zu lassen, sodass es zu einer vollständigen oder teilweisen Unterdrückung der Angstreaktion kommt, wird die Verbindung zwischen dem Stimulus und der Angstreaktion abgeschwächt.«

Im Prinzip ist hier das Vorgehen von Mary Cover Jones bei der Behandlung des kleinen Peter beschrieben. Wolpe gab diesem Wirkmechanismus die Bezeichnung »reziproke Hemmung«. Während Jones eine »mit Angst unvereinbare Reaktion« durch die Gabe von Süßigkeiten herzustellen versuchte, setzte Wolpe bei der systematischen Desensibilisierung auf Entspannungstechniken. Insbesondere die »progressive Muskelentspannung« (PMR) des US-amerikanischen Arztes Edmund Jacobson war in der frühen Verhaltenstherapie äußerst populär – und ist es auch heute noch. Hier nun eine Übersicht zum Ablauf von systematischer Desensibilisierung:

Angsthierarchie

Zunächst erstellen Sie eine »Angsthierarchie«. Das bedeutet: Sie sammeln alle Orte, Objekte und Situationen, die bei Ihnen Angst auslösen, und schreiben diese auf einen Zettel. Danach bewerten Sie diese, je nach Schrecklichkeit, von 1 (löst minimale Angst aus) bis 10 (löst maximale Angst aus). Sollten Sie z. B. an Höhenangst leiden, dann ist anzunehmen, dass Ihre Angst proportional zur Entfernung vom Boden ansteigt. Eine Situation mittlerer Schwierigkeit wäre dann vielleicht: »ganz oben auf einer Leiter stehen«. Und eine »10« auf so einer Liste wäre möglicherweise: »oben auf der Aussichtsplattform des Fernsehturms an die Fensterscheiben gelehnt sein«. Falls Ihre Angst im Kontakt mit Menschen auftritt, dann besteht eine mittlere Angstsituation vielleicht darin, eine attraktive Frau oder einen attraktiven Mann im Supermarkt anzusprechen. Und eine Situation mit maximalem Angstauslöse-Potential wäre dann vielleicht, vor dem gesamten Kollegium einen Vortrag zu halten und in etliche missmutige Gesichter zu blicken. Jeder hat hier seine ganz persönlichen Horrorfantasien. Zur Feststellung der Angsthöhe betrachten Sie die Szene vor dem geistigen Auge und achten währenddessen auf eventuelle emotionale Reaktionen. Hier ein weiteres Beispiel, diesmal zum Thema Arachnophobie.

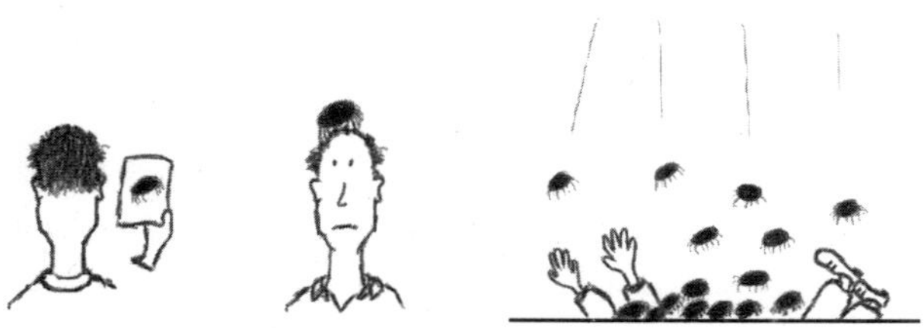

Bild betrachten — 2 | Spinne auf dem Kopf — 6 | Spinnendusche — 10

Sie ahnen vermutlich bereits, dass es letztendlich darum gehen wird, sich den Situationen aus der Angsthierarchie zu stellen – mental. Lassen Sie

Ihrer Fantasie daher ruhig freien Lauf, und schreiben Sie auch Situationen auf, die völlig unrealistisch sind. Spinnendusche? Das ist wohl etwas, das in der eigenen Wohnung schwer zu realisieren sein dürfte, ohne wochenlang mit ärgerlichen Nachwirkungen kämpfen zu müssen. Und wer in der Lage wäre, derart viele Spinnen zu organisieren, dass man in ihnen baden könnte, hätte wohl auch keine systematische Desensibilisierung nötig.

Angsthierarchie

10 = maximale Angst

1 = ein wenig Angst

Entspannung

Wenn die Angsthierarchie steht, müssen Sie es irgendwie hinkriegen, sich zu entspannen – vielleicht ja durch spezielle Techniken, wie etwa die gerade erwähnte PMR (das »R« steht hierbei übrigens für »Relaxation«). Wem das Schwierigkeiten bereitet, der kann sich mal auf YouTube umschauen; mit den Suchbegriffen »Meditation«, »Achtsamkeit«, »PMR« oder »Autogenes Training« lassen sich dort unzählige Videos mit entsprechenden Anleitungen finden. Auch eine entsprechende Akustik kann helfen: Von Asia-Sounds bis zum Geräusch von Regentropfen, die ans Fenster prasseln, lässt sich auf der Videoplattform so ziemlich alles finden.

Konfrontation

Nun kommt der Hauptteil: die Desensibilisierung. Systematisch. Die Ausgangsposition ist das entspannte Liegen oder Sitzen. Dann wird eine Situation aus der persönlichen Angsthierarchie ausgewählt, mit der man beginnen möchte. Gut geeignet für den Einstieg ist hier ein Szenario mittlerer Schwierigkeit, also vielleicht Angststufe 3 oder 4. Und nun die entscheidende Aufgabe: Es gilt, die Entspannung aufrechtzuerhalten, während die Szene so lebhaft wie möglich visualisiert wird. Der Moment im Flugzeug, wenn die Passagierkabine durch eine Turbulenz kräftig durchgeschüttelt wird – Sie bleiben entspannt. Der Moment während der Spinnendusche, als Sie plötzlich eine fremdartige Bewegung in der Unterhose verspüren – Sie zucken nicht mal mit der Wimper. Es ist wahrscheinlich, dass das Halten der Entspannung nicht auf Anhieb gelingt. Aber das ist kein Problem, sondern ein normaler Teil des Trainings. Setzt Anspannung ein, dann machen Sie eine kurze Pause, steigen mental aus der Szene aus, finden wieder zurück in die Entspannung und starten einen neuen Versuch.

Eine Einschränkung bei der Anwendung von systematischer Desensibilisierung besteht darin, dass diese Art der Konfrontationstherapie eine sehr lebhafte Fantasie voraussetzt (Konfrontation »in sensu«). Sollte die nicht in ausreichendem Maß vorhanden sein, besteht natürlich die Möglichkeit, zu einer Konfrontation »in vivo« überzugehen, also dem Aufsuchen der Angstsituation in der Realität. Leider ist diese Option dann meist etwas aufwendiger als die Fantasiereise. Und wenn es um Flüge geht, auch sehr viel teurer.

Systematische Desensibilisierung war in der Mitte des 20. Jahrhunderts die populärste verhaltenstherapeutische Technik zur Behandlung von Ängsten. Aber wie ist die Methode nun genau zu bewerten? Dass eine Behandlung populär ist und häufig angewendet wird, bedeutet ja nicht zwingend, dass sie auch tatsächlich wirksam ist. Zur Beantwortung dieser und weiterer Fragen führte der Psychologe Klaus Grawe eine riesige »Metaanalyse« durch, deren Ergebnisse er 1994 veröffentlichte.[7] Grawes Urteil zu systematischer Desensibilisierung fällt positiv aus: Die Datenanalyse bestätige die Wirksamkeit der Methode. Im Verlauf der Zeit kam allerdings eine ganz grundsätzliche Frage auf: Ist das Element »Entspannung« eigentlich überhaupt notwendig, damit sich Angstreaktionen abschwächen? Denn in der Praxis konnte oft beobachtet werden, dass eine Konfrontation auch ohne vorherige Entspannung dazu führte, dass sich Angstreaktionen abschwächten. Oder dass die Methode sogar gerade dann besonders gut funktionierte, wenn die Angst dabei richtig groß wurde. Solche Beobachtungen standen im Widerspruch zur Theorie von Joseph Wolpe, in der ja die »mit Angst unvereinbare Reaktion« der entscheidende Wirkmechanismus war. Dies hatte zur Folge, dass Wolpes Theorie im Verlauf der Zeit an Einfluss verlor. Stattdessen setzte sich die Auffassung durch, dass ein längeres Durchleben von massiver Angst ein wichtiger Wirkfaktor bei einer Konfrontationstherapie wäre. Es entstand eine neue Methode, die so populär wurde, dass sie die Verhaltenstherapie-Szene geradezu »überflutete«.

Flooding

Angstminimierung durch Angstmaximierung

Beim Nachfolger von systematischer Desensibilisierung handelt es sich ebenfalls um eine Konfrontationstechnik zur Behandlung von Ängsten. Im Gegensatz zum Vorgänger besteht das zentrale Element bei Flooding nun darin, das Angsterleben vorübergehend maximal zu steigern. Wenn Klienten mitgeteilt wird, dass das empfohlene therapeutische Vorgehen darin besteht, die allergrößten Ängste in massiver Form zu konfrontieren, blicken Verhaltenstherapeuten oft in ungläubige und entsetzte Gesichter, die auszudrücken scheinen: »Das ist doch jetzt ein Witz, oder?«

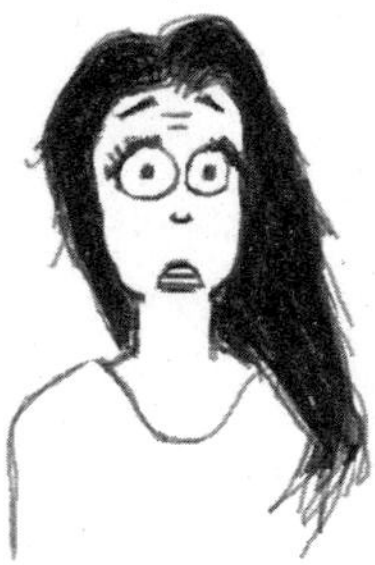

Typischer Gesichtsausdruck während der Aufklärung, worum es sich bei Flooding genau handelt

Die grundsätzliche Vorgehensweise bei Flooding besteht darin, das gefürchtete Objekt oder den gefürchteten Ort aufzusuchen, jegliche Sicherheits- und Vermeidungsstrategien zu unterlassen und sich dem Angsterleben völlig hinzugeben. Ziel ist, dass die Angst irgendwann von selbst abklingt, obwohl man sich immer noch in der Konfrontation mit seinem persönlichen Horror befindet – eine völlig neue Erfahrung. Durch diese Vorgehensweise soll erreicht werden, dass die Angst beim nächsten Mal weniger stark ansteigt, bis sie nach weiteren Wiederholungen schließlich völlig ausbleibt. Die therapeutische Idee ist hier, einen Effekt zu nutzen, der »Habituation« oder »Reaktionsermüdung« genannt wird. Der menschliche Körper kann eine Stressreaktion nur eine begrenzte Zeit aufrechterhalten. Irgendwann beginnt der Parasympathikus, Symptome wie Herzrasen, Schwitzen oder Schwindel wieder herunterzuregulieren. Durch das natürliche Abklingen der Angst soll erreicht werden, dass sich die Reaktion auf das konfrontierte Angstobjekt dauerhaft verringert. Ein zweiter angestrebter Effekt ist die sogenannte »kognitive Neubewertung«, auch »Realitätsprüfung« genannt. Das bedeutet, dass die Konfrontation mit einer gefürchteten Situation dazu führen soll, die Gefährlichkeit hinterher als geringer einzuschätzen. Hierzu ein Beispiel:

»Agoraphobie« ist die diagnostische Bezeichnung für eine bestimmte Form von Angst vor sehr unterschiedlichen Situationen: etwa vor langen Zugfahrten, dichten Menschenmengen, weitläufigen Kaufhäusern wie z. B. IKEA, oder sogar vor Friseurbesuchen. Im Extremfall verlassen Menschen ihre eigene Wohnung kaum noch. So verschieden die Situationen erscheinen mögen, haben sie doch etwas Entscheidendes gemeinsam: Überall ist eine spontane Flucht nicht gut möglich. Im Zug muss bis zur nächsten Haltestelle gewartet werden, um herauszukommen. Und mit jedem Meter, den man sich durch die Fahrt von seinem Wohnort entfernt, steigt auch die benötigte Zeit, um wieder hierhin zurückzukehren. Mitten in einer großen Menschenmenge, etwa bei einem Open-Air-Konzert, kann man sich oft nur im Schneckentempo herauswinden. In einem IKEA kann der Ausgang gefühlt Lichtjahre entfernt sein, wenn man die Abkürzungen in diesem Labyrinth nicht kennt. Und beim Friseur ist der physische Ausgang zwar meist nah – aber mit Lockenwicklern im Haar mittendrin urplötzlich aufzustehen und zu gehen, kann als ebenso große Hürde empfunden werden wie eine räumliche Distanz.

Doch warum denken Menschen mit dieser Phobie so intensiv über Möglichkeiten nach, wie ein Ort schnell verlassen werden kann? Welche Gefahr droht subjektiv, sodass die Sorge, irgendwo festzustecken, zu einem zentralen Thema im Leben werden kann? Betroffene haben natürlich nicht wirklich vor schwedischen Möbelhäusern oder Hairstylisten Angst, sondern meist davor, eine Panikattacke zu bekommen und in diesem Moment in ihrer Fluchtmöglichkeit eingeschränkt zu sein. Allein der Gedanke, die Kontrolle über die Situation zu verlieren, erzeugt oft ein immenses Gefühl der Hilflosigkeit und eine überwältigende emotionale Anspannung. Jeder hat hier seine ganz persönliche Vorstellung, was für eine Art von Katastrophe eintreten könnte, käme man nicht schnell genug weg. Manche fürchten, sie könnten bei einer Panikattacke in Ohnmacht fallen. Andere sind besorgt, durch das intensive Körpergeschehen möglicherweise einen Schlaganfall oder Herzinfarkt zu erleiden. Und auch ungewöhnliche Ideen kommen vor, wie etwa, durch eine Panikattacke völlig die Kontrolle zu verlieren, schreiend umherzurennen und anschließend für den Rest des Lebens in einer Gummizelle der nächsten Psychiatrie zu landen. Die persönliche Schlussfolgerung lautet dann oft, dass eine Angstattacke unter allen Umständen verhindert bzw. gestoppt werden müsste. Jede Sekunde Verzögerung der Flucht wird in der Vorstellung zu einem Risiko für das Wahrwerden der befürchteten Katastrophe. Solche Ideen werden nachvollziehbar, wenn man sich vergegenwärtigt, was Menschen während einer Angstattacke wiederholt erleben. Auf den folgenden Seiten finden Sie eine Veranschaulichung:

1. Zunächst wird plötzlich bemerkt, dass eine Angstreaktion einsetzt. Typische Symptome: Schwindel, Herzrasen, Schwitzen, Unruhe, Zittern, Schwächegefühle in den Gliedmaßen etc. Es wird immer mehr und mehr.

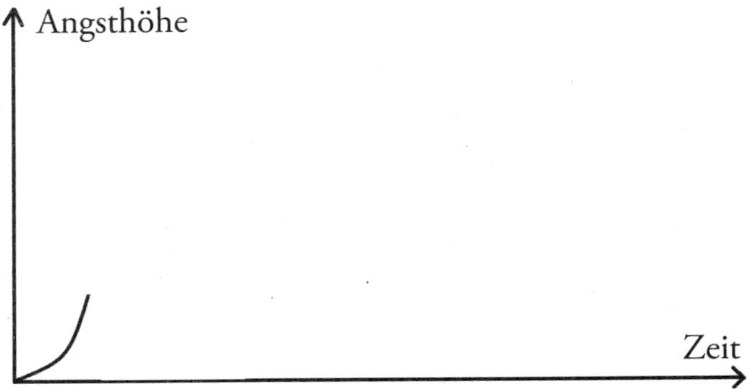

2. Nach Verlassen der Situation verringern sich die Symptome wieder und Beruhigung setzt ein. Das persönliche Fazit in solchen Momenten lautet oft, dass Flucht die einzige Bewältigungsstrategie gewesen wäre.

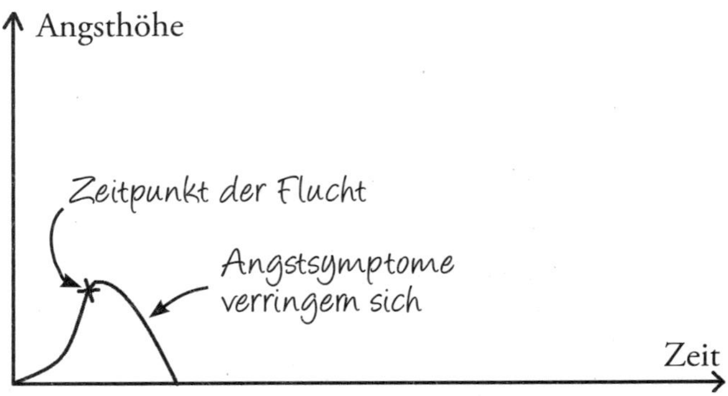

3. Aber eine Frage bleibt dabei immer unbeantwortet: Was wäre wohl passiert, wäre man einfach dageblieben? Da die Symptome immer heftiger wurden, liegt die Idee nah, dass sich dies noch weiter und weiter fortgesetzt hätte – und dann?

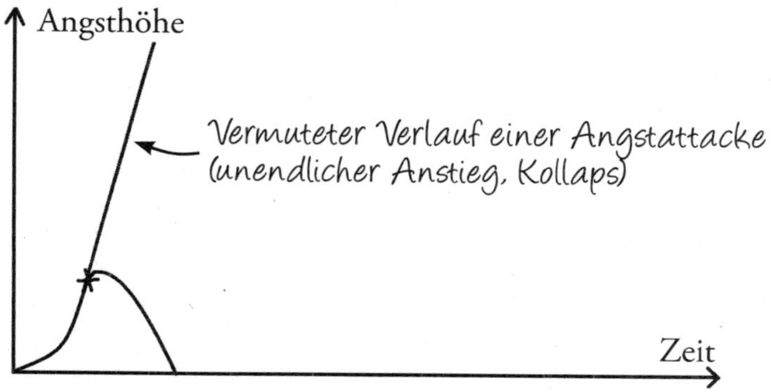

4. Die Erfahrung, die aufgrund von Vermeidung nicht gemacht wird: Eine Angstreaktion eskaliert nicht ins Unendliche, sondern erreicht ein natürliches Maximum. Die Symptome werden irgendwann schwächer.

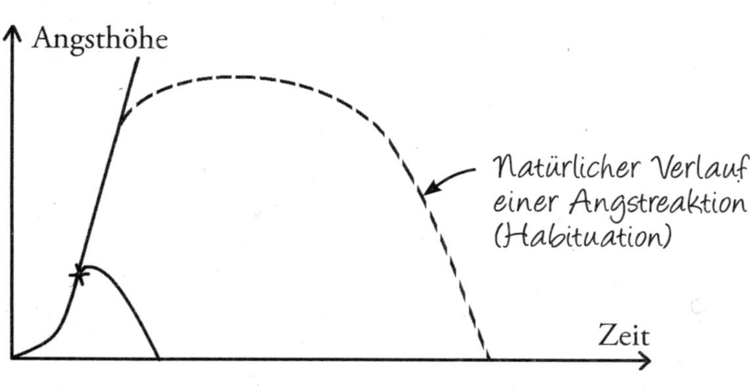

Sich auf das Experiment einzulassen, sich mit dem Maximalpunkt einer Angstreaktion ohne Flucht und Vermeidung zu konfrontieren und Habituation real zu erleben, kann verloren gegangenes Vertrauen in den eigenen Körper und die eigene Sicherheit wiederherstellen. Ärzte, Psychologen, Freunde und die besten Selbsthilferatgeber der Welt können zwar oft gute Argumente liefern, warum bestimmte Befürchtungen unbegründet sind und eine physiologische Angstreaktion völlig ungefährlich ist – aber nichts ist so überzeugend wie die eigene direkte Erfahrung. Und genau das ist mit »kognitiver Neubewertung« gemeint.

Hier nun eine Übersicht zum Ablauf von Flooding:

Angsthierarchie

Wie schon bei systematischer Desensibilisierung sammeln Sie auch hier wieder persönliche Angstszenarien, und bewerten deren Schwierigkeiten von 1 bis 10. Oder von 1 bis 100. Oder von 1 bis 3. Die Skalierung erfolgt nach eigenem Geschmack.

Massiert oder graduiert

Jetzt gilt es, eine Entscheidung zu treffen, wie Sie genau vorgehen möchten: Beim klassischen »Flooding« (auch »massierte« Reizkonfrontation genannt) steigen Sie gleich beim Schlimmsten ein. Die Alternative zum Flooding ist die »graduierte« Reizkonfrontation. Da ist der Ablauf dann wie bei systematischer Desensibilisierung, unterscheidet sich jedoch dadurch, dass die Angstsituationen nicht nur vorgestellt, sondern tatsächlich aufgesucht werden. »Graduiert« bedeutet, dass mit einer Situation mittlerer Schwierigkeit begonnen wird, und man sich dann allmählich zu den schwierigeren Dingen vorarbeitet. Der Hauptvorteil von massiertem gegenüber graduiertem Vorgehen liegt vor allem in der Geschwindigkeit. Durch Bewältigung des schlimmstmöglichen Albtraums reduziert man die Angst vor den kleineren Schrecknissen meist gleich mit – sehr ökonomisch. Wer sich trotz Höhenangst zu einem Fallschirmsprung überwinden konnte, der tut sich danach meist auch leichter, auf eine Leiter zu klettern. Und wie beim Einstieg in ein kaltes Wasserbecken kann der beherzte Hinein-Hüpfer im Vergleich zur Fußzeh-nach-Fußzeh-Herantastung die geringere Menge an Gesamt-Qual darstellen. Der Vorteil eines graduierten Vorgehens besteht natürlich in der geringeren Hürde, sich auf eine Konfrontation überhaupt einzulassen. Mal ehrlich: Wenn ein Psychotherapeut fragen würde, ob Sie gerne das graduierte oder massierte Programm hätten – und wir reden hier von Dingen, die Sie in extremem Ausmaß in Angst versetzen –, was würden Sie vermutlich wählen?

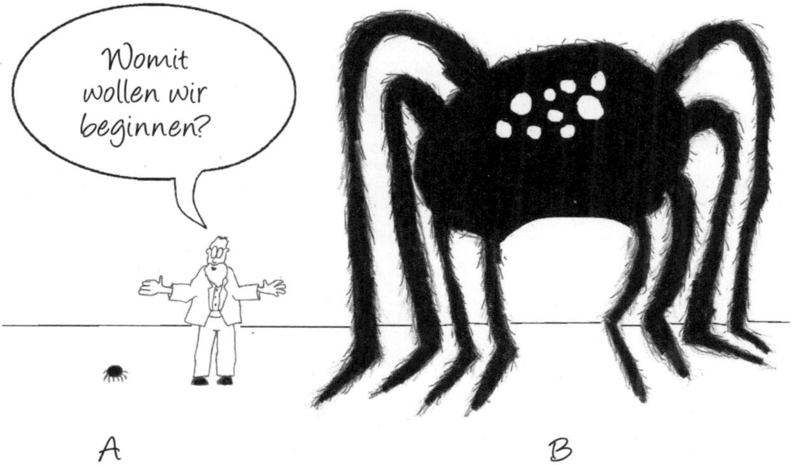

Konfrontation

Nun beginnt der Hauptteil: das reale Aufsuchen der gefürchteten Situationen. Je nach Angstbereich fahren Sie hier mehrere Stunden in überfüllten U-Bahnen hin und her, ziehen in der Innenstadt mit extravagantem Verhalten Aufmerksamkeit auf sich oder sitzen mit verdreckten Klamotten auf Ihrem Bett. Sie lesen richtig: Für Menschen mit starker Angst vor Kontamination mit Keimen kann das genauso intensiv sein wie für andere Leute Bungee-Jumping.

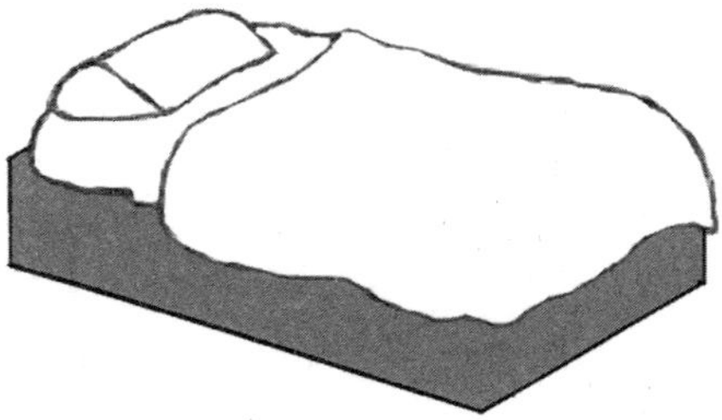

Potenzielle »Stufe 10«-Konfrontation bei Keimphobie: erst auf die öffentliche Toilette am Bahnhof, danach ab aufs Kuschelbettchen – natürlich ohne Wechsel der Kleidung

Lassen Sie die Angstreaktion nun völlig zu, ohne innere Gegenwehr. Richten Sie die ganze Aufmerksamkeit auf die Situation, die Sie für die Konfrontation ausgewählt haben. Lassen Sie sich nicht ablenken, denn auch das ist eine Form von Vermeidung. Überlegen Sie vielleicht sogar, durch welche Veränderung der Situation das Ganze noch unangenehmer werden könnte, und nehmen eventuell diese Veränderung vor. Der beste Moment zur Beendigung der Konfrontation ist dann erreicht, wenn sich die Angstreaktion *deutlich* reduziert hat. Beurteilen Sie dies anhand der Intensität konkreter Symptome, wie z. B. Herzrasen, Kribbeln, Schwitzen oder Unwirklichkeitsgefühl. Empfehlenswert ist hier, sich nicht selbst zu beschummeln, indem man sich einredet, man habe gar keine Angst mehr, nur um die Übung so schnell wie möglich zu beenden. Der entscheidende Punkt beim Flooding ist das lange Verharren in der Situation bis zum Einsetzen der Habituation. Ein Helfer kann zur moralischen Unterstützung hinzugezogen werden, beispielsweise ein guter Freund oder natürlich auch der Therapeut. Es gibt sogar Praxen und Kliniken, in denen ein Klient vor Beginn einer Verhaltenstherapie mit Flooding schriftlich zusichert, dass er im Fall eines Fluchtversuchs vom Therapeuten eingefangen und festgehalten werden darf. Aber das ist eher ein Relikt der Vergangenheit und heute kaum noch anzutreffen.

In der verhaltenstherapeutischen Praxis wird üblicherweise vor der Durchführung von Flooding durch einen Arzt überprüft, ob die hohe emotionale Intensität ein Gesundheitsrisiko für den Klienten darstellt, z. B. im Fall einer Herzerkrankung. Ist dies tatsächlich der Fall, werden dann stattdessen andere Behandlungsmethoden eingesetzt. Weiterhin werden vor Beginn der Konfrontation sämtliche Befürchtungen besprochen, die zur Verunsicherung beitragen, ob die Durchführung nicht doch in irgendeiner Weise gefährlich ist. Besteht am Ende Einigkeit darüber, dass es letztlich nur die eigene Angst ist, der man sich stellt, braucht es nur noch einen Termin, und es kann losgehen.

Flooding ist heute so etwas wie das Markenzeichen der Verhaltenstherapie. Es gilt dort als eine so fundamentale Behandlungsmethode wie das Bohren und Füllen eines kariösen Zahns in der Zahnarztpraxis. Und es ist auch diejenige Methode, die in den Leitlinien zur Behandlung vieler Angststörungen offiziell empfohlen wird.[8] Paradoxerweise deutet eine im Jahr 2017 durchgeführte Befragung von niedergelassenen Verhaltenstherapeuten darauf hin, dass Konfrontationstherapie in VT-Praxen heute gar nicht so oft angewendet wird, wie man es vermuten könnte, nämlich nur bei weniger als der Hälfte aller Klienten mit einer Angststörung.[9] Die angeführten Gründe: Unklarheiten hinsichtlich der Abrechnung, bürokratische Hindernisse sowie Unzufriedenheit über die Vergütung des großen Aufwands.

EMDR

Eine spezielle Trauma-Therapie

EMDR steht für »Eye Movement Desensitization and Reprocessing«. Das Verfahren wurde Ende der 80er-Jahre von der US-amerikanischen Psychologin Francine Shapiro entwickelt, die ihre Inspiration hierfür aus der Selbstbeobachtung bezog. Bei Spaziergängen im Park habe sie bei sich festgestellt, dass das bloße Bewegen der Augen emotionale Belastung abschwächte, die durch unangenehme Erinnerungen hervorgerufen wurde. Sie verfolgte diese Idee über das ganze Leben hinweg und führte hierzu viele Studien durch.

Bei EMDR handelt es sich im Kern um eine spezielle Psychotherapie zur Behandlung der posttraumatischen Belastungsstörung (PTBS). Die Besonderheit dabei – und ein großer Unterschied zu systematischer Desensibilisierung oder Flooding – ist die Provokation von Augenbewegung durch einen hin und her bewegten Finger oder Stift, während eine Konfrontation mit traumatischen Erinnerungen stattfindet. Als Variante werden zur Links-rechts-Stimulation auch Töne eingesetzt, die abwechselnd von jeder Seite kommen. Wie genau durch Augenbewegung ein psychotherapeutischer Effekt erzielt werden kann, bleibt eine bis heute ungeklärte Frage. Viele Hypothesen wurden über die Jahre diskutiert, z. B. dass dies möglicherweise zu einer »Disruption« im Arbeitsgedächtnis führe, oder dass eine Art psychische Distanz zum Trauma hergestellt werde, oder dass die neuronale Kommunikation zwischen den beiden Gehirnhälften verbessert werde, oder aber in der allgemeinsten Form: dass eine »positive psychophysiologische Reaktion« ausgelöst werde.[10] Ein überzeugender Beleg dafür, dass EMDR auf einem der genannten Wege wirkt, konnte allerdings nie erbracht werden. Nichtsdestotrotz ist die Methode als effektive Therapieform anerkannt. Im Verlauf der Jahre stellte sich hier – ähnlich wie bei systematischer Desensibilisierung – eine theoretische Grundsatzfrage: Wie entscheidend für den Therapieerfolg ist eigentlich das Bewegen der Augen wirklich? Denn bei einer Psychotherapie wie EMDR kommen ja viele potenziell wirksame Dinge zusammen: die intensive Auseinandersetzung mit über lange Zeit vermiedenen Erinnerungen, das Zulassen von Gefühlen im Zusammenhang mit dem traumatischen Ereignis, die Diskussion negativer Überzeugungen wie »Ich bin machtlos« und die Entwicklung neuer hilfreicher Denkmuster, das Erleben einer vertrauensvollen Beziehung zum Psychotherapeuten und mehr. Und dann natürlich auch noch das Bewegen der Augen. Die Ergebnisse vieler durchgeführten Studien legen nahe, dass EMDR und Konfrontationstherapie ohne Fokussierung auf die Augen vergleichbar wirksam sind.[11]

Falls Sie sich für EMDR interessieren, treffen Sie auf ein großes Angebot. Im Therapeutenverzeichnis des Fachverbands EMDRIA können Sie über 1000 zertifizierte EMDR-Therapeuten finden, die über ganz Deutschland verteilt sind. Von Berlin bis Freiburg finden zudem jeden Monat etliche EMDR-Fortbildungsveranstaltungen für interessierte Therapeuten statt, die oft viele Monate im Voraus ausgebucht sind.

Virtuelle Realität

Konfrontationstherapie für das Wohnzimmer

Ziemlich neu in der Verhaltenstherapie ist der Einsatz von virtueller Realität. Aufgrund der niedrigeren PC-Rechenpower sowie der noch nicht ganz ausgereiften Technik wirkten die meisten virtuellen Welten lange Zeit nicht besonders eindrucksvoll. 2016 jedoch kamen mit der HTC Vive und der Oculus Rift die ersten qualitativ hochwertigen Headsets für jedermann auf den Markt. Inzwischen gibt es eine sehr große Auswahl diverser Anbieter.

In solchen Headsets befindet sich ein Display, durch das Sie eine computergenerierte Umgebung betrachten. Die exakte Kopfposition des Trägers wird mittels Sensoren erfasst und das gezeigte VR-Bild präzise daran angepasst. Wenn Sie also Ihren Kopf nach unten neigen, schauen Sie auch in der virtuellen Umgebung nach unten; alles fühlt sich ganz natürlich an. Daraus ergibt sich ein Mittendrin-Gefühl, das sich nur schwer beschreiben lässt. Erst wenn Sie mal selbst so ein Headset aufhatten, wissen Sie, wie unglaublich echt das wirkt – »Präsenzerleben« wird das auch genannt. Dies ist entscheidend für die Nutzbarkeit als Instrument für die Konfrontationstherapie. Denn nur wenn auch tatsächlich Gefühle ausgelöst werden, sind psychotherapeutische Effekte zu erwarten. Ohne Erregung keine Habituation.

Das aktuelle Sortiment an VR-Software bietet eine Vielzahl außergewöhnlicher Orte, die Sie erkunden können. Da gibt es z. B. eine Planke, die vom Dach eines Wolkenkratzers ins Nichts ragt. Unter Ihnen: ein Abgrund. Der wirkt in VR bedrohlich, weil VR-Headsets mittels 3D-Technik einen Tiefeneindruck erzeugen. Nun sollen Sie sich auf diesem schmalen Holzbrett fortbewegen: einmal ans Ende gehen, wenden und dann wieder zurück. Besonders real wirkt das, wenn Sie in Ihrem Zimmer ein echtes Holzbrett auf den Boden legen, auf dem Sie während Ihres VR-Plankenspaziergangs herumlaufen. Und echte Fans platzieren noch einen Ventilator neben dem Laufbereich, um der Simulation etwas »Höhenwind« hinzuzufügen.

Man mag jetzt vielleicht glauben, dass das Wissen, sich in seinem Zimmer auf festem Boden zu befinden und nur eine Computergrafik zu betrachten, jegliche Angstentstehung verhindern müsste. Denn was haben Sie zu befürchten? Vor einem Absturz jedenfalls müssen Sie hier keine Angst haben. Vergessen Sie bitte, was Sie im Film »Matrix« gelernt haben: Ein Tod in der virtuellen Realität hat keine Konsequenzen für Ihr echtes Leben. Entgegen dieser Tatsache kann aber auch ein virtueller Abgrund realen Nervenkitzel auslösen – trotz Ihres Wissens um die Umstände. Wenn Sie das kaum glauben können, dann schauen Sie sich mal auf YouTube die Reaktionen von Menschen an, die mit aufgezogenem Headset wimmernd auf der virtuellen Planke stehen, kreischend mit der virtuellen Achterbahn fahren oder sich mit Schreien des Entsetzens gegen einen nahenden virtuellen Zombie verteidigen. Unser Gehirn reagiert auf das, was es sieht – unabhängig davon, was es weiß.

Auch zur Durchführung von Konfrontationsübungen bei sozialer Ängstlichkeit kann VR nützlich sein. Hier gibt es Software, die Sie in Kontakt mit echten Menschen bringt, wie z. B. »Rec Room« oder »VRChat«. Der Fantasie, was Sie hier alles üben können, sind praktisch keine Grenzen gesetzt. Nichts hat hier eine echte Konsequenz; in den Augen der anderen menschlichen Teilnehmer sind Sie nur ein merkwürdig aussehender Avatar mit schrägem Fantasienamen. Zwar können Sie sich einen ähnlichen Nervenkitzel auch ohne VR-Headset verschaffen, indem Sie einfach einem öffentlichen Voicechat im Internet beitreten, aber die gefühlte räumliche Nähe zur anderen Person in der virtuellen

Welt macht das Erlebnis von Sozialkontakt noch weitaus lebendiger. Ein großer Vorteil gegenüber Partys im echten Leben ist auch die Möglichkeit, sich mit einem kleinen Tastendruck sofort in Luft aufzulösen, wenn es unangenehm wird. Das ist sogar noch schneller, als einen sogenannten »polnischen Abgang« hinzulegen, falls Sie diese Phrase kennen. Und noch besser: Sollten Sie sich versehentlich völlig danebenbenommen haben, dann können Sie einfach den alten Avatar löschen und mit einem neuen Namen und verändertem Aussehen wieder zurückkehren. Wirklich bedauerlich, dass dieses nützliche Feature nicht in der Realität verfügbar ist.

Fassen wir zusammen, welche Vorteile ein VR-Headset für das Flooding bietet:

1. Es lassen sich Situationen konfrontieren, die in der Realität nur schwer (oder gar nicht) zugänglich sind. Auf die Hochhaus-Planke z. B. würden Sie ja normalerweise keinen Fuß setzen, wenn Sie nicht völlig verrückt sind. Ein Überlebender der Terroranschläge vom 11. September könnte als Teil der Behandlung ein virtuelles World Trade Center betreten. Und bei Flugangst stehen natürlich auch Flüge auf dem Programm. Ein virtueller Flug ist hier eine deutlich preisgünstigere Alternative zu einem realen Flug. Auch die Spinnendusche kann nun endlich »Wirklichkeit« werden. Sie müssen nur noch auswählen, ob Sie gerne 10 Spinnen hätten oder lieber gleich 10.000 …

2. Die Konfrontation mit einer phobischen Situation in der Realität kann für manche Menschen derart unvorstellbar sein, dass sie sich nicht darauf einlassen möchten. Eine Konfrontation in virtueller Realität kann hier eine geringere Hürde darstellen, wodurch der Einstieg in die Therapie erleichtert wird.

3. Viele Menschen haben Schwierigkeiten damit, sich Szenen in der Fantasie lebhaft vorzustellen. Eine klassische »in sensu«-Konfrontation wird dadurch schwer durchführbar oder sogar unmöglich. Die Bilder einer VR-Simulation können hier aber die nötige visuelle Stimulation liefern, um eine emotionale Reaktion zu provozieren. Dieser Effekt kann sich allerdings auch abnutzen. Durch häufiges Eintauchen in VR kann sich die Bewusstheit dessen verstärken, was Sie sowieso bereits wissen: nämlich dass Sie nur auf einen Bildschirm schauen, der computergenerierte Bilder anzeigt. Alles nur Illusion. Wenn dieser mentale Zustand erreicht wird, verpufft der Zauber. Jedes bedrohliche Objekt ist dann nur noch eine harmlose Anordnung von Pixeln.

Wenn Sie heute in der Praxis eines seriösen Verhaltenstherapeuten Reizkonfrontation mit VR-Headsets erleben möchten, ist so etwas nicht leicht zu finden. Aber das ist womöglich weniger problematisch, als es zunächst den Anschein hat. Denn wenn Sie selbst so ein Headset bei sich zu Hause haben und dieses gerne für die Psychotherapie nutzen möchten, kann auch der VR-unkundige Verhaltenstherapeut Sie häufig zur Planung sinnvoller Konfrontationsübungen beraten, die Ergebnisse mit Ihnen besprechen und Anpassungen vorschlagen. Die Grundprinzipien der Konfrontationstherapie lassen sich hier adaptieren. Falls Sie aber psychotherapeutische Einrichtungen suchen, die über eigenes VR-Equipment verfügen, werden Sie vereinzelt bei psychotherapeutischen Hochschulambulanzen fündig, z. B. denjenigen der Universitäten Regensburg und Würzburg. Auch das Zentralinstitut für seelische Gesundheit in Mannheim bietet laut Website VR-gestützte Psychotherapie an.

Eine völlig neue und faszinierende Möglichkeit der Nutzung von VR ist die Kombination mit künstlicher Intelligenz, wie z. B. ChatGPT. Im Kapitel »Verhaltenstherapie beim KI-Therapeuten« erfahren Sie mehr darüber.

Aversionstherapie

Die Dressur des inneren Schweinehunds

Mit den bisher beschriebenen Methoden wurde das Ziel verfolgt, Angstreaktionen abzuschwächen und Vermeidungsverhalten abzubauen. Theoretisch könnte man klassische Konditionierung aber auch anwenden, um genau das Gegenteil zu erreichen, also *mehr* Angst und *mehr* Vermeidung. Überlegen Sie mal, ob Sie nicht selbst gerne Hilfe dabeihätten, eine bestimmte Sache konsequent zu meiden. Etwas ausgesprochen Verführerisches, aber dennoch Schädliches. Etwas, von dem Sie durch bloße Willenskraft nur sehr schwer lassen können. Haben Sie etwas gefunden?

In der Frühphase der Verhaltenstherapie entstand aus solchen Überlegungen die sogenannte »Aversionstherapie«. Ziel dieser Behandlung war der Aufbau eines Widerwillens, also einer Aversion. Die primäre Zielgruppe: Alkoholiker, Raucher, Drogensüchtige sowie Nägelkauer. Die Logik dabei ist recht simpel: Wenn es jemandem unmittelbar nach dem Trinken von Alkohol, dem Rauchen einer Zigarette oder dem Knabbern am Finger richtig schlecht geht, dann sollte theoretisch ein Prozess klassischer Konditionierung stattfinden und eine Aversion entstehen.

Psychologiestudenten lernen hierzu oft schon im ersten Semester ein klassisches Experiment aus den 50er-Jahren kennen. Es stammt vom US-amerikanischen Psychologen John Garcia. In diesem Experiment bekamen Ratten mit Saccharin gesüßtes Wasser zu trinken. Währenddessen wurden sie Röntgenstrahlen ausgesetzt, was bei den Nagern zu starkem Unwohlsein führte. Der Effekt: Fortan mieden die Ratten konsequent das süße Wasser.[12]

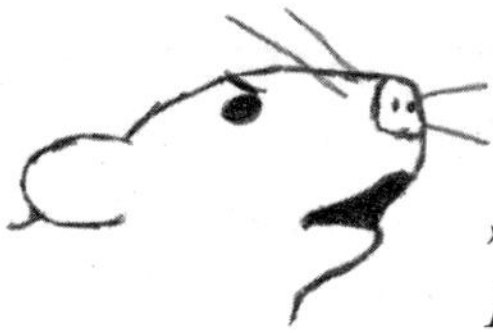

»Was haben die uns ins Wasser getan?«
Ein Trugschluss …

Das Experiment legt einige Schlussfolgerungen nahe. Zum einen, dass eine Nahrungsmittel-Aversion blitzschnell entstehen kann. Nach nur einmaliger Erfahrung der Strahlungssymptome hatten die Ratten bereits genug und rührten das »verdächtige« süße Wasser kaum noch an. Psychologen nennen so etwas »one-trial-learning«. Weiterhin spielte es für das Zustandekommen der Aversion keine Rolle, dass nicht das Wasser selbst die Beschwerden verursachte, sondern die Röntgenstrahlung. Dieser Irrtum seitens der Ratten ist nachvollziehbar, denn die Existenz elektromagnetischer Wellen gehört nicht zu ihrer Erfahrungswelt.

Das Erstaunliche aber ist, dass selbst das Wissen über die Falschheit eines solchen Zusammenhangs nicht zwingend die Entstehung einer Nahrungsmittel-Aversion verhindert. Der US-amerikanische Psychologe Martin Seligman gab diesem Phänomen den anschaulichen Namen »Sauce-Béarnaise-Syndrom«, basierend auf einer persönlichen leidvollen Erfahrung.[13] Nach Verzehr eines Filet Mignon mit Béarnaise-Besoßung hing er – so der Selbstbericht – in der folgenden Nacht kotzend über der Kloschüssel. Obwohl ihm bewusst war, dass mehrere Kollegen an seinem Arbeitsplatz gerade an einem Magen-Darm-Infekt erkrankt waren, und er eine Ansteckung mit dem entsprechenden Virus als hochwahrscheinliche Ursache seiner Symptomatik betrachtete, habe sich dennoch eine dauerhafte Aversion gegenüber Sauce béarnaise ausgebildet.

Gut beobachten kann man diesen Effekt auch bei Menschen, die mal eine Fischvergiftung erlitten haben. Im Extremfall bleibt die resultierende Aversion das ganze Leben lang bestehen. Interessanterweise scheint das Phänomen aber nicht bei allen Nahrungsmitteln im gleichen Ausmaß aufzutreten. Nach durchzechten Nächten mit ausgiebiger Kotzerei hat man schon unzählige Schwüre verkaterter Menschen gehört, nun niemals mehr einen Tropfen Alkohol anzurühren. Wenig später sitzen die meisten allerdings wieder mit einem Glas Riesling oder einem kühlen Weizenbier fröhlich im Biergarten.

Eine Aversionstherapie bei Alkoholabhängigkeit besteht in der Regel darin, Alkohol zusammen mit einem »Alkoholaversivum« einzunehmen. Häufig wird hier der Arzneistoff Disulfiram eingesetzt, auch bekannt unter dem Handelsnamen Antabus. Dieses Medikament gibt es bereits seit 1942 und hemmt den Abbau von Alkohol im Körper. Dadurch stellen sich nach Konsum eines alkoholischen Getränks schnell heftige körperliche Reaktionen ein: Übelkeit, Schmerzen, Herzrasen, Atemnot usw. Je mehr Alkohol getrunken wird, desto heftiger werden die Symptome. Disulfiram gibt es sogar als Implantat, welches den Stoff bis zu einem Jahr lang kontinuierlich an den Körper abgibt. Seit 2013 ist die Substanz in Deutschland nicht mehr zugelassen. Wenn man es genau nimmt, dann ist so eine Behandlung gar keine »Aversionstherapie« im eigentlichen Sinn. Denn die würde ja darin bestehen, dass Sie durch Trinken von Alkohol und dem Erleiden der durch Antabus ausgelösten Symptome klassisch konditioniert würden und in der Folge eine Aversion gegen den Geschmack, den Geruch und die bloße Vorstellung des Konsums von Alkohol entwickelten. Eine Behandlung mit Disulfiram kann man sich eher so vorstellen, dass Ihnen das Medikament eine Pistole an die Schläfe drückt und warnt: »Probier's gar nicht erst!«

Wie Aversionstherapie bei Rauchern aussehen kann, zeigen Anekdoten aus dem Alltag. Immer mal wieder berichten Leute davon, wie sie als Jugendliche vom Vater beim Rauchen erwischt wurden, dieser aber nicht etwa schimpfte und alle restlichen Zigaretten entsorgte, sondern dem kleinen Sünder gleich die nächste aus der Schachtel gab und abwartete, bis auch diese aufgeraucht war. Es folgten direkt die nächste und übernächste, die ebenfalls – oft unter Tränen und Würgen – auf Drängen des Vaters geraucht werden mussten. Am Ende dieser Geschichten wird dann üblicherweise weltmeisterlich gekotzt. Variationen gibt es dahingehend, wie viele Zigaretten zu diesem Zeitpunkt noch in der Schachtel waren. Wissenschaftliche Studien zu diesem Vorgehen stammen meist aus den 60er- oder 70er-Jahren. Das Vorgehen nennt sich »rapid smoking« und wurde tatsächlich als Therapie in der Praxis eingesetzt, dort natürlich mit ausdrücklicher Zustimmung durch die Klienten. Die explizite Aufgabe besteht hier beispielsweise darin, einmal alle sechs Sekunden an der Zigarette zu ziehen, bis Übelkeit einsetzt. Manchmal bestand das Prozedere auch darin, den Rauch so lange wie möglich im Mund zu behalten und sich auf die Widerlichkeit des Geschmacks zu konzentrieren. Vereinzelt wurde auch Silberacetat eingesetzt, das in Verbindung mit Tabakrauch einen unangenehm metallischen Geschmack im Mund erzeugt.

Eine ganz andere Art von Aversiv-Reiz wird bei der sogenannten »verdeckten Konditionierung« verwendet: die eigene Fantasie. Bei dieser Methode stellen Sie sich während des Zugs an der Zigarette etwas massiv Übelkeit Erregendes vor. Falls Ihre Vorstellungskraft das benötigte Ekelniveau nicht produzieren kann, gibt es Hilfsmittel; die verhaltenstherapeutische Literatur hat hier entsprechende Textvorlagen im Angebot, nach denen Ihnen für Stunden der Appetit vergeht. Hier geht es viel um Erbrochenes. Je abstoßender die Szene in der Fantasie, desto erfolgreicher die verdeckte Konditionierung – zumindest in der Theorie. Und auch das Wunschverhalten wird hier mit einer passenden Vorstellung gekoppelt: Sie werfen die Zigarette weg, werden von einer Welle des Glücks erfasst und atmen frei durch wie noch nie zuvor in Ihrem Leben.

Eine extravagante Methode der Aversionstherapie wurde vor einiger Zeit auf der Satire-Website »Der Postillon« veröffentlicht. Im Artikel »7 Maßnahmen, die Menschen noch effizienter vom Rauchen abhalten als Schockbilder« wurde vorgeschlagen, eine einzelne Zigarette in jeder Zigarettenschachtel so zu präparieren, dass sie beim Anzünden mit lautem Knall explodiert.[14] Auch wenn es durchaus eine interessante Frage wäre, ob sich der deutschlandweite Tabakkonsum durch diese Maßnahme verringern ließe, gibt es derzeit keine Pläne für eine Einführung.

Zur Durchführung von Aversionstherapie braucht es im Grunde nur zwei Dinge: die Entscheidung, welches Verhalten geändert werden soll, und einen aversiven Reiz. Im Prinzip reicht hier schon ein starkes Gummiband am Handgelenk, mit dem Sie sich im passenden Moment einen schmerzhaften Schnalzer auf die Haut verpassen können. Wem das zu primitiv ist, der findet im Handel auch umschnallbare Elektroschocker, die für den gleichen Zweck konstruiert wurden. Das Gerät mit dem passenden Namen »Pavlok« z. B. schockt Sie ganz modern per Smartphone-App. Den Auslöser betätigen müssen Sie jedoch selbst – oder aber Sie überlassen die Schmerz-Applikation einer vertrauenswürdigen Person. Das selbstständige Zufügen von Schmerz hat natürlich einen offensichtlichen Haken: Es bedarf einer schier übermenschlichen Motivation, hier die Disziplin zu wahren. Man kann sich das kleine Teufelchen auf der Schulter regelrecht vorstellen, wie es im kritischen Moment vor der Bestrafung zuflüstert: »Ach, komm, jetzt mach mal Pause, der Tag war hart genug. Schock dich morgen wieder weiter, aber doch nicht jetzt!« Die Möglichkeit zum Selbstbetrug ist bei der Do-it-yourself-Aversionstherapie ein nicht zu unterschätzender Knackpunkt.

Bei der aversionstherapeutischen Behandlung des Nägelkauens wurden jahrzehntelang bevorzugt bitter schmeckende Substanzen eingesetzt, mit denen die Nägel bestrichen wurden. Auch heute noch finden Sie viele derartige Flüssigkeiten in Online-Shops. Helfen sie? Die Rezensionen auf Amazon ergeben ein gemischtes Bild. Eine häufig zu findende Beschwerde ist, dass das Zeug einfach nicht widerlich genug schmecke, sodass man sich schnell daran gewöhne. Eine Mutter schrieb sogar, dass ihre Tochter immer eine Extraportion auf die Finger haben wolle. Ein anderer Käufer jedoch kann einen Erfolg vermelden: Die Substanz habe die Katze abgehalten, an einem damit bestrichenen Kabel zu nagen.

1972 war Aversionstherapie so aktuell, dass sogar Stanley Kubrick das Thema in seinem Filmklassiker »A Clockwork Orange« aufgriff. Der Protagonist Alex wird im Verlauf des Films einer Prozedur unterzogen, die dort »Ludovico-Technik« heißt. Per Konditionierung soll auf diese Weise eine Abneigung gegen aggressives Verhalten entstehen und Alex zu einem friedlichen Bürger gemacht werden. Die »Therapie« findet hier allerdings ohne Einwilligung durch den Patienten statt. Die Prozedur im Film besteht darin, dass sich Alex gewalttätige Videos ansehen muss, während er unter dem Einfluss einer Droge steht, die starke Übelkeit verursacht. Die Therapie führt zum erwünschten Ergebnis: Nach der Behandlung bricht Alex schon beim Gedanken an Gewalt in sich zusammen – allerdings mit einer ungeplanten Nebenwirkung. Da die Ärzte während der Konditionierungsprozedur Musik von Beethoven abspielten, wird diese ebenfalls zum Gegenstand der Aversion. Als nun konditionierter Stimulus lösen auch die Klänge fortan Übelkeit und Schmerzen aus. Im Film eine echte Tragödie, denn Alex vergöttert Beethoven.

Sie fragen sich jetzt vielleicht, ob so etwas wie in »A Clockwork Orange« auch in der Realität zur Anwendung kam. In den 50er- und 60er-Jahren wurden zumindest Versuche unternommen, Menschen mit Aversionstherapie zu »heilen«, deren sexuelle Orientierung als psychische Erkrankung galt. Bei männlicher Homosexualität bestand die Prozedur z. B. darin, dass ein Elektroschocker genau an derjenigen Stelle des Körpers angebracht wurde, wo Sie es jetzt richtig vermuten. Als Reize wurden attraktive Männer gezeigt. Wehe, wenn einer davon gefiel: der »penile Plethysmograph« – umgangssprachlich könnte man auch von einem »Erektometer« sprechen – registrierte entsprechende Anschwellungen, wodurch unmittelbar ein elektrischer Schock ausgelöst wurde. Dass schwule Männer die Konditionierungseinrichtung anschließend heterosexuell verließen, darf bezweifelt werden.

Heute spielt Aversionstherapie in der Verhaltenstherapie kaum noch eine Rolle. Sie werden bei der Sichtung von Homepages niedergelassener Psychotherapeuten nur schwer jemanden finden, der auf so etwas spezialisiert ist. In Ambulanzen psychiatrischer Kliniken sieht das anders aus; hier stoßen Sie hin und wieder auf Angebote für Aversionstherapie mit Disulfiram bei Alkoholabhängigkeit.

Eines der grundsätzlichen Probleme von Aversionstherapie besteht darin, dass der aversive Reiz möglicherweise lebenslang mit dem unerwünschten Verhalten gekoppelt bleiben muss. Denn wenn das Elektroschock-Armband eines Tages den Geist aufgibt, ist es nicht allzu unwahrscheinlich, dass der so mühsam gebändigte Tiger irgendwann wieder aus seinem Käfig ausbricht.

Entspannungstechniken

Kontrolliertes Runterkommen

Die meisten Menschen haben eine konkrete Vorstellung davon, was für sie »Entspannung« bedeutet. Aber wie schafft man es, diesen Zustand herbeizuführen, wenn er sich einfach nicht von allein einstellen will? Vielleicht durch ein heißes Schaumbad im Kerzenlicht, untermalt von seichtem Jazz? Oder durch einen Saunagang, bei dem man sich beim Schwitzen mit eingeweichten Birkenzweigen peitscht? Alles gute Ideen. Wozu braucht es in der Verhaltenstherapie dann überhaupt noch spezielle Techniken? Das liegt daran, dass es hier manchmal wie auf Knopfdruck gehen soll – wie z. B. bei systematischer Desensibilisierung. Nicht gerade die leichteste Übung.

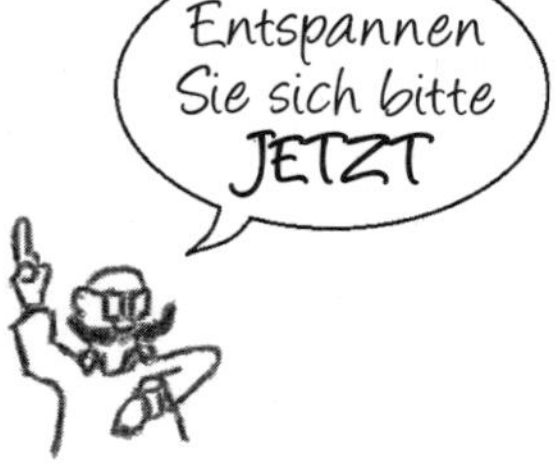

Progressive Muskelrelaxation (PMR)

Die vermutlich bekannteste Entspannungstechnik ist die »progressive Muskelrelaxation« (oder auch »Muskelentspannung«) nach Edmund Jacobson aus dem Jahr 1929, abgekürzt PMR. Einzelne Muskeln werden hier für ca. 3–5 Sekunden angespannt und anschließend für 10–15 Sekunden wieder entspannt. Entscheidend ist dabei, sich während der Entspannungsphase auf den gefühlten Unterschied zwischen der vorherigen Anspannung und der jetzigen Entspannung zu konzentrieren. Die Variante für Fortgeschrittene besteht darin, den Anspannungsteil wegzulassen und nur noch zu versuchen, die Entspannung der einzelnen Muskeln willentlich zu vergrößern. Und die Expertenversion sieht so aus, dass man die Übung nicht in einer Situation größtmöglicher Gemütlichkeit ausführt (zu Hause auf der Yogamatte), sondern nach und nach in immer unbequemeren Positionen: im Stehen, beim Gang durch die Fußgängerzone oder an einem Horrortag auf der Arbeit.

Wenn Sie PMR erlernen möchten, müssen Sie keine verhaltenstherapeutische Praxis aufsuchen; online gibt es bereits ein gigantisches Angebot an gesprochenen Anleitungen. Allein auf YouTube finden Sie unzählige Varianten, bei denen für jeden Geschmack etwas dabei ist: Männer- oder Frauenstimme, kurze 10-Minuten-Übung oder 30-Minuten-Intensivprogramm, musikalische Untermalung mit hypnotischen Synthie-Klängen oder dem Geräusch plätschernden Wassers. Falls Sie gerne beim Entspannen gesiezt werden, gibt es das genauso wie die vertrauliche Ansprache mit »du«. Viele dieser Videos wirken schon allein durch die monotone Sprechweise wie ein Sedativum, ganz unabhängig davon, was der Sprecher da eigentlich genau inhaltlich sagt.

In der Verhaltenstherapie ist PMR die wohl am häufigsten eingesetzte Entspannungstechnik. Aber nicht nur dort, entsprechende Kurse werden quasi überall angeboten: an Volkshochschulen, im Sportprogramm der Universitäten und auch im Fitnessstudio. Die Wahrscheinlichkeit ist sehr hoch, dass Sie in Ihrem Leben bereits schon einmal irgendwo PMR ausprobiert haben. Selbst wenn es nur eine kurze Einführung war: Viele Menschen kommen im Laufe ihres Alltags oder in Stressbewältigungskursen mit dieser Methode in Berührung. Im Folgenden nun eine Übersicht zum Ablauf von PMR:

Ablauf der PMR

1	Hände zur Faust ballen
2	Ellenbogen anwinkeln, dann kräftig gegen die Armlehne oder den Boden drücken
3	Augenbrauen hoch- oder runterziehen
4	Augen zusammenkneifen und Nase rümpfen
5	Zähne zusammenbeißen oder Lippen zusammenpressen
6	Kopf entweder nach hinten gegen eine Kopflehne bzw. den Boden drücken oder nach vorne zur Brust ziehen (Anspannung Nackenmuskulatur)
7	Schultern hochziehen oder nach hinten drücken
8	Bauchmuskulatur anspannen
9	Pobacken zusammendrücken
10	Beine ausstrecken (Anspannung Oberschenkel)
11	»Zehenspitzen«-Standposition (Anspannung Waden)
12	Zehen zusammenziehen oder nach oben biegen

Anspannung: 3–5 Sekunden

Entspannung: 10–15 Sekunden

Autogenes Training

Ein vollkommen anderer Ansatz, Entspannung herbeizuführen, ist das autogene Training des deutschen Psychiaters Johannes Heinrich Schultz. Grundlage der bereits in den 1920er-Jahren entwickelten Methode ist Hypnose. Der Effekt soll also hier nicht durch körperliche Übungen ausgelöst werden, sondern rein mental – durch »Autosuggestionen«. Das sind kurze Botschaften an sich selbst, wie z. B. »Mein rechter Arm ist schwer« oder »Mein Herz schlägt ruhig und regelmäßig«.

Dass Worte einen großen Einfluss auf die Wahrnehmung des eigenen Körpers haben können, lässt sich oft schon im Alltag beobachten. Sagt ein Arzt nach der Untersuchung: »Ihre Wirbelsäule sieht aus wie ein Trümmerfeld«, dann können Patienten plötzlich im Rücken Schmerzen entdecken, die ihnen vor dem Arztbesuch noch gar nicht aufgefallen sind. Waren diese vielleicht schon vorher da und man hat diese nur nie bemerkt? Oder ist es das neue Bild vom zertrümmerten Rücken, das nun die Wahrnehmung beeinflusst?

Im autogenen Training soll natürlich das Gegenteil passieren: die Steigerung von Ruhe und Wohlbefinden durch positive Worte und Vorstellungen – und zwar »autogen«, also aus eigener Kraft herbeigeführt. Man könnte es auch als eine Form der Selbsthypnose bezeichnen. Ein häufiger Einstieg ist hier die Botschaft: »Ich bin ganz ruhig.« Es folgen Suggestionen zum Empfinden von Schwere und Wärme in den Gliedmaßen, zur gleichmäßigen Atmung sowie zum regelmäßigen Herzschlag. Eine bestimmte Stelle im traditionellen Ablauf hat hier schon so manch Entspannenden in Ratlosigkeit versetzt: Sich am eigenen Körper ein warmes »Sonnengeflecht« vorzustellen, scheitert mitunter an mangelnden anatomischen Kenntnissen. Hier wurde auch schon die eine oder andere falsche Körperregion imaginativ aufgewärmt, die man halt für sein »Sonnengeflecht« hielt. Abgeschlossen wird die Übung meist mit der Suggestion einer kühlen Stirn.

Wie bei PMR finden Sie auch zu autogenem Training auf YouTube ein reichhaltiges Angebot an gesprochenen Anleitungen. Zur Auswahl stehen wieder diverse Sprecher und Textvariationen. Das autogene Training ist in VT-Praxen heute nicht ganz so verbreitet wie PMR oder Achtsamkeitsmeditation. Vielleicht liegt das daran, dass die mentale Ausführung einer Vorstellung, wie z. B. diejenige einer kühlen Stirn, oft schwieriger zu bewerkstelligen ist als das simple Ballen einer Faust. In psychiatrischen und psychosomatischen Kliniken allerdings kann man entsprechende Kurse weiterhin regelmäßig antreffen.

Meditation

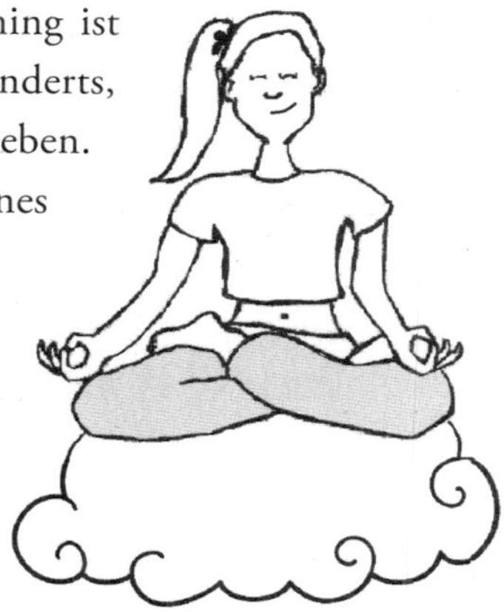

Im Gegensatz zu PMR und autogenem Training ist Meditation keine Erfindung des 20. Jahrhunderts, sondern wird bereits seit über 3000 Jahren betrieben. Zweck ist auch nicht primär die Herstellung eines Entspannungszustandes, sondern die Zielsetzung geht weit darüber hinaus – in äußerster Konsequenz bis hin zum Erreichen von Nirwana, also dem Durchbrechen des endlosen Kreislaufs aus Tod und Wiedergeburt. In einer verhaltenstherapeutischen Praxis sind die Ziele allerdings weitaus weniger hoch gesteckt.

Bei Meditation geht es meist um die Steuerung der Aufmerksamkeit, z. B. das Fokussieren auf bestimmte Sinneseindrücke, etwa den Klang eines Mantras, oder auf Körperempfindungen, etwa das Heben und Senken des Brustkorbs beim Atmen. Dieser mentale Zustand des genauen Beobachtens des gegenwärtigen Moments wird auch oft als »Achtsamkeit« bezeichnet – ein Begriff, dem man im Jahr 2024 kaum noch entgehen kann. In der Verhaltenstherapie ist Achtsamkeit auch ein zentrales Konzept der dritten Welle, über die Sie in einem späteren Kapitel mehr erfahren werden.

Operante Konditionierung

Die Kunst, Tauben das Pingpongspielen beizubringen

Neben der klassischen Konditionierung gab es in der Frühphase der Verhaltenstherapie noch eine zweite einflussreiche Idee, was das Handeln und Fühlen von Menschen steuert: die »operante Konditionierung«. Diese funktioniert nun etwas anders als bei Pawlow. Bei der klassischen Konditionierung ging es ja um die Kopplung oder Entkopplung von Reizen (z. B. Glockengeräusch + Futter), wodurch neue Auslöser für Reflexe entstehen sollen (Speichelfluss beim Glockengeräusch), oder aber es soll umgekehrt durch Löschung bewirkt werden, dass ein Reiz fortan keinen Reflex mehr auslöst. Bei der operanten Konditionierung geht es nun um die Veränderung von Verhalten durch Kontrolle der Konsequenzen.

Was etwas kryptisch klingt, basiert auf einem simplen Grundgedanken: Verhalten, das belohnt wird, wird häufiger ausgeführt – und Verhalten, das bestraft wird, wird seltener ausgeführt. Man denke etwa an den berühmten Griff an die heiße Herdplatte, den man nur ein einziges Mal macht. Oder an den Haushund, der nach wiederholter Würstchengabe beim Pfötchengeben nun andauernd unaufgefordert mit der Pfote winkt. Der Alltag ist voller Beispiele, wie Belohnung und Bestrafung das Verhalten formt. Aber was dies nun mit psychischen Problemen und Psychotherapie zu tun haben soll, bedarf einer genaueren Betrachtung.

Zunächst aber noch ein paar Details, wie Verhaltenstherapeuten über dieses Thema nachdenken. Eine Belohnung kann z. B. nicht nur darin bestehen, etwas Erfreuliches zu erhalten (Sie liefern gute Arbeit ab und werden befördert), sondern auch darin, dass etwas Unerfreuliches verschwindet (Sie geben beim Streit mit Ihrer Frau über das nächste Urlaubsziel nach und die schlechte Stimmung wandelt sich zu Harmonie). Verhaltenstherapeuten verwenden hier allerdings nicht den Begriff »Belohnung«, sondern »Verstärkung«. Die Beförderung auf der Arbeit wäre gemäß dieser Terminologie eine »positive Verstärkung« – mit »positiv« ist hier das *Hinzukommen* von etwas Erfreulichem gemeint. Und eine Belohnung durch das *Verschwinden* von etwas Unerfreulichem heißt hier »negative Verstärkung«. Wenn Sie nun etwas verwirrt sind, sind Sie nicht allein; vor Ihnen hat das bereits ganze Generationen von Psychologiestudenten zur Verzweiflung getrieben. Als kleine Merkhilfe: »Verstärkung« hat immer eine belohnende Qualität, egal, ob positiv oder negativ. Die eigentliche »Bestrafung« (Sie waren auf dubiosen Websites unterwegs und haben nun einen Computervirus) heißt hier »direkte« oder »positive« Bestrafung. »Positive Bestrafung« klingt zwar, als würde sich ein sündiger Mönch in seiner Kammer lustvoll mit der Peitsche geißeln, aber gemeint ist hier ein gänzlich aversives Erlebnis. Und zum Schluss gibt es noch die »indirekte« oder »negative« Bestrafung. Das ist die Bestrafung durch die Entfernung von etwas Erfreulichem (Eltern konfiszieren den Laptop des Sohnes, nachdem dieser mit Vaters Kreditkarte üppig einkaufen war).

	kommt dazu	fällt weg
Gutes	(Positive) Verstärkung	Negative Bestrafung
Schlechtes	(Positive) Bestrafung	Negative Verstärkung

Um die genauen Mechanismen von operanter Konditionierung zu entschlüsseln, wurden Mitte des 20. Jahrhunderts viele Verhaltensexperimente mit Tieren durchgeführt, oft mit Ratten oder Tauben. Einen der prominentesten Wissenschaftler zu diesem Thema haben Sie bereits kennengelernt: B. F. Skinner. Es gibt Videos auf YouTube, die ihn bei öffentlichen Vorführungen zeigen. In einem davon soll eine Taube per operanter Konditionierung dazu gebracht werden, sich im Kreis zu drehen. Die Taube befindet sich dabei auf einer kleinen Plattform, während Skinner mit einer Fernbedienung ein paar Meter entfernt steht. Betätigt er diese, leuchtet kurz ein Lämpchen auf und eine Futterpille fällt geräuschvoll in eine Fressschale – die Belohnung. Die Taube macht zunächst das, was Tauben halt so den ganzen Tag machen: mal hierhin schauen, mal dorthin schauen, mal irgendwo picken, mal ein Schrittchen laufen, mal kurz gurren usw. Genau dann aber, wenn sich die Taube zufällig mal nach links dreht, ist der entscheidende Moment gekommen: Skinner drückt schnell auf einen Knopf, es macht »Pling«, und die Taube macht sich über die Belohnung in der Futterschale her. Danach geht sie wieder zu ihrem Tagesgeschäft über und wird bei leichter Linksrotation erneut belohnt. Schon bald kann man feststellen, dass sich Drehungen nach links häufen. Ab jetzt wird es schwieriger, die Belohnung zu bekommen, denn nun muss sich die Taube für den Erhalt immer ausführlicher nach links drehen. Am Schluss des Trainings rotiert sie dann komplett. Diese Prozedur nennen Psychologen übrigens »shaping«.

Eine weitere eindrucksvolle Demonstration von operanter Konditionierung bestand darin, Tauben das Pingpongspielen beizubringen. Auf deutschen Plätzen und in Parks sieht man die Vögel nur selten dabei, wie sie sich auf diese Weise vergnügen. Dort fehlt halt ein wichtiges Element: In Skinners Spieltisch war ein Futterauswurf angebracht. Die Taube, die punktet, kriegt eine sofortige Belohnung. Mit sportlichem Ehrgeiz hatte das wohl nicht viel zu tun.

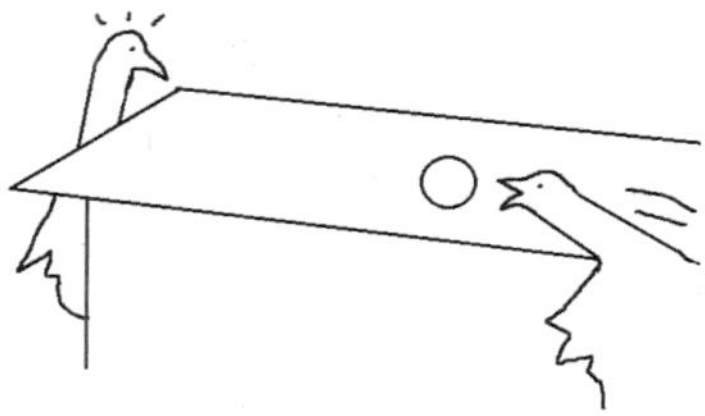

Wenn Sie sich die Videos zu diesen Experimenten auf YouTube anschauen möchten, finden Sie diese gegenwärtig auf dem Kanal »bfskinnerfoundation«. Die Titel lauten »BF Skinner Foundation – Pigeon Turn« und »BF Skinner Foundation – Pigeon Ping Pong Clip«.

Worin aber soll nun ein Zusammenhang zwischen Tauben-Pingpong und psychischen Problemen bzw. Psychotherapie bestehen? Aus Sicht der frühen Verhaltenstherapie geht es hier um die Idee, dass es oft ein bestimmtes Verhalten gäbe, dessen Ausführung gut für den Klienten wäre, aber nicht stattfindet. Oder ein Verhalten, das schlecht für den Klienten ist, aber dennoch ausgeführt wird. Nur warum verhält sich jemand nicht so, wie es hilfreich wäre? Das liegt gemäß dieser Denkrichtung daran, dass Verstärkungs- oder Bestrafungsmechanismen vorliegen, die günstiges Verhalten hemmen oder schädliches Verhalten fördern. Ein Mensch, der sich z. B. depressiv fühlt und sich zu Hause verkriecht, ist aus rein behavioraler Perspektive nicht jemand, der sich Gedanken über die Sinnlosigkeit der eigenen Existenz macht oder den Glauben an das Erreichen seiner Lebensträume verloren hat. Sondern er ist gemäß dieser Betrachtung jemand, dessen Verhalten darin besteht, kaum noch etwas zu unternehmen und den Kontakt mit Menschen zu vermeiden, wodurch die Wahrscheinlichkeit verringert wird, positive Erfahrungen zu machen. Er ist die Taube, die am Pingpongtisch steht und nach dem Ausbleiben von Futterpillen irgendwann nicht mehr ausreichend motiviert ist, weiterzuspielen.

Aktivitätenaufbau

Lewinsohns Idee zur Therapie von Depression

1974 wurde unter dem Titel »A Behavioral Approach to Depression« eine neue Theorie zur Entstehung und Behandlung depressiver Störungen veröffentlicht.[15] Sie stammt vom US-amerikanischen Psychologen Peter M. Lewinsohn und entwickelte sich zu einer der einflussreichsten verhaltenstherapeutischen Theorien der damaligen Zeit. Im Folgenden sehen Sie eine kurze Darstellung der grundsätzlichen Idee, die lerntheoretischen Konzepten folgt.

1. Depression entsteht dadurch, dass sich Dinge im Leben verändern und etwas Wichtiges verlorengeht – z. B. nach einer Scheidung oder dem Verlust der Arbeitsstelle.

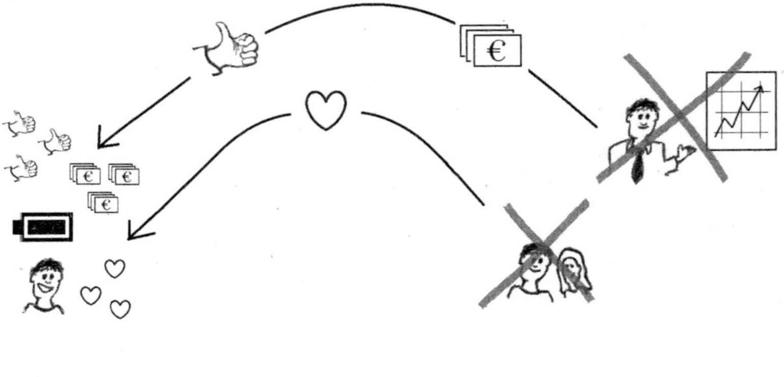

2. Gemäß der Terminologie operanter Konditionierung findet hier ein »Verstärkerverlust« statt. Das eigene Handeln führt nicht mehr zu relevanter Belohnung.

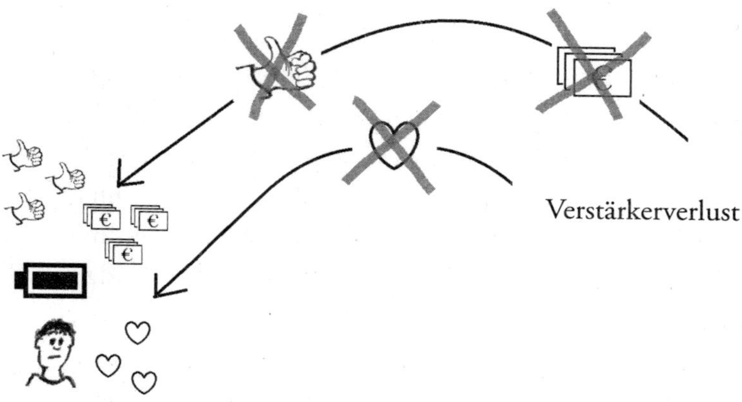

3. Die Folge: Der Mensch wird immer inaktiver. Der Behaviorist sagt: Die »Verhaltensrate« sinkt. Das Fehlen von Verstärkung wird auch »Löschungsbedingung« genannt.

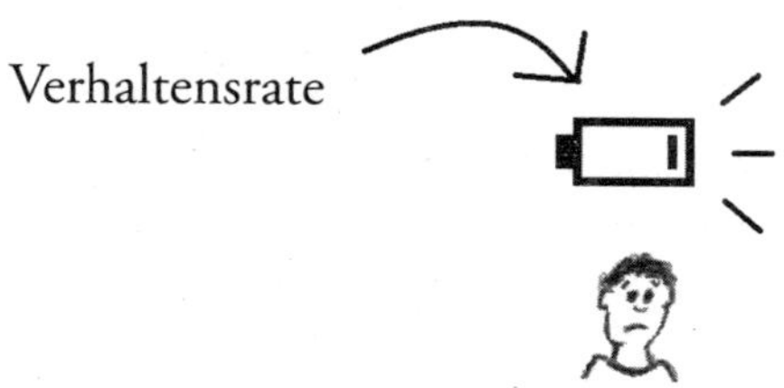

4. Die Inaktivität bzw. der Rückzug in die eigene Wohnung führt nun dazu, dass auch keine neuen Verstärker mehr entdeckt werden. Aber genau die werden der Theorie zufolge benötigt, um den Zustand der Depression wieder abzulegen.

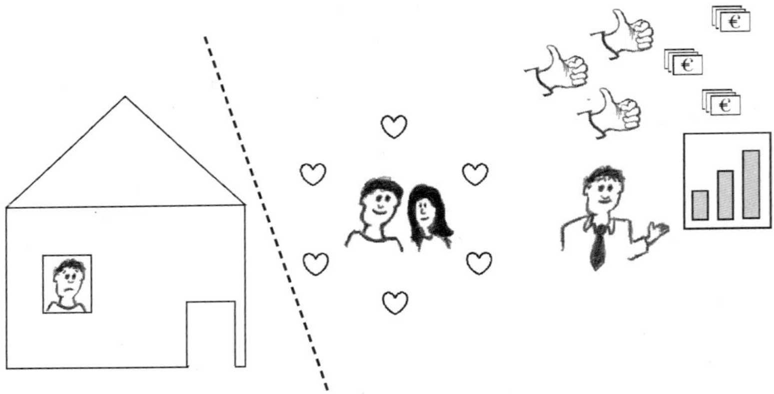

Ein weiterer Aspekt der Theorie von Lewinsohn ist, dass auch depressives Verhalten selbst (z. B. Ausdrücken der eigenen Verzweiflung) operant verstärkt wird, nämlich durch empathische Reaktionen nahestehender Menschen. Denn wenn Freunde und Familie bemerken, wie schlecht es dem Betroffenen geht, reagieren viele natürlich mit Zuspruch, Trost, Unterstützung und positiver Aufmerksamkeit. Im Denkschema operanter Konditionierung stellt dies allerdings eine direkte Belohnung des »depressiven Verhaltens« dar und erhöht dadurch dessen Auftretenswahrscheinlichkeit. Die Tragödie dabei ist, dass sich ein soziales Umfeld meist nur für eine begrenzte Zeit derart positiv zugewandt verhält. Irgendwann folgt Ungeduld und die Aufforderung, das eigene Leben wieder in den Griff zu bekommen. Das steigert die Stimmung dann natürlich auch nicht gerade.

Wenn man die Theorie von Lewinsohn aus einer gegenwärtigen Perspektive betrachtet, scheint der Zustand der Depression hier sehr vereinfacht dargestellt zu sein. Das liegt daran, dass hier – ganz dem Zeitgeist vor 50 Jahren entsprechend – völlig auf den Bezug zur depressiven Gedankenwelt verzichtet wird. Im Fokus steht depressives Verhalten, wie etwa die (niedrige) Summe an Aktivität oder die Häufigkeit von Klageäußerungen, nicht aber depressives Erleben, wie z. B. Selbsthass oder Hoffnungslosigkeit. Lässt man sich aber dennoch auf die Logik der Theorie ein, wird hier ein hypothetischer Ausweg aus der Depression beschrieben: nämlich dadurch, dass es gelingt, wieder erfreuliche Erlebnisse in das eigene Leben zu integrieren. Verhaltenstherapeuten der 70er-Jahre entwickelten aus dieser Idee eine der ersten grundlegenden VT-Methoden zur Behandlung von Depression: »Aktivitätenaufbau«. Hier die wesentlichen Bestandteile:

Psychoedukation

Der Verhaltenstherapeut erklärt den Zusammenhang von fehlenden Verstärkern und Depression. Er prüft zusammen mit dem Klienten, welche wichtigen Veränderungen in den Wochen und Monaten vor Ausbruch der Depression stattfanden und inwieweit sich die Depression als Resultat eines Verstärkerverlusts erklären lässt. Dann wird die therapeutische Idee besprochen, neue Aktivitäten in das Leben zu integrieren, um die Rate an positiven Erlebnissen zu erhöhen.

Wochenplan

Im Gespräch werden diejenigen Tätigkeiten und Erfahrungen identifiziert, die in der Vergangenheit zuverlässig als angenehm, interessant und aufbauend erlebt wurden. Danach wird gemeinsam ein Wochenplan erstellt, der neben den notwendigen Verpflichtungen des Alltags zusätzlich potenziell Erfreuliches enthält.

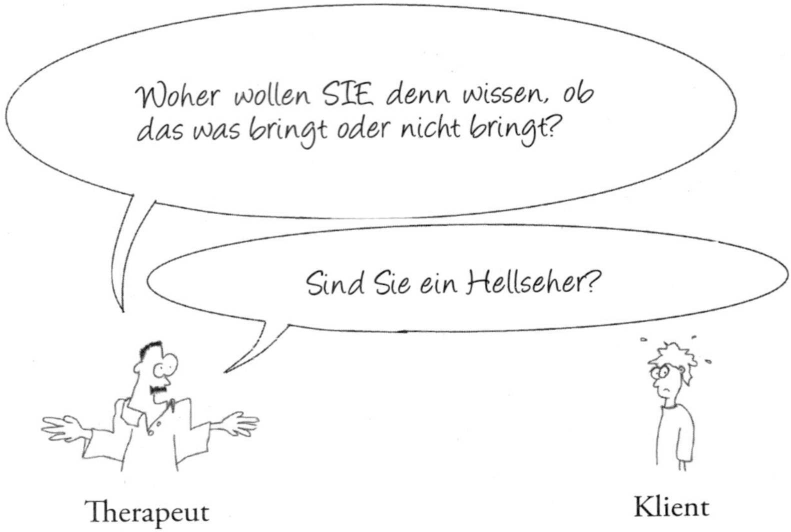
Woher wollen SIE denn wissen, ob das was bringt oder nicht bringt?
Sind Sie ein Hellseher?
Therapeut
Klient

So wohl eher nicht. Therapeuten sollten nicht verärgert reagieren, wenn ein depressiver Klient für die geplanten Aktivitäten wenig Begeisterung zeigt. Im Gegenteil: freut der sich schon riesig darauf, stimmt vielleicht die Diagnose nicht.

Da sich depressive Menschen mit der Suche nach potenziell Erfreulichem oft schwertun, veröffentlichte Lewinsohn in den 70er-Jahren die »Pleasant Events Schedule«, eine Liste mit 320 vergnüglichen Aktivitäten. Darauf befindet sich Erwartbares, wie »playing with pets«, »eating good meals« oder »going to the movies«. Aber auch Spezielleres kann man dort entdecken, wie »taking powerful drugs«, »shocking people« oder »taking part in military activities«. Vieles kann Spaß machen – es kommt ganz auf den persönlichen Geschmack an. Eine gekürzte deutsche Version der »Pleasant Events Schedule« wird übrigens schon seit Jahrzehnten von älteren Verhaltenstherapeuten an die junge Generation weitergereicht, quasi als eine Art psychotherapeutische Grundausstattung. In der Liste wird jede Aktivität dahingehend bewertet, wie häufig diese in den letzten 30 Tagen stattfand (gar nicht/ein paar Mal/oft), und wie viel Vergnügen dieses auslöste (gar keines/ein wenig/sehr viel). Die Liste möchte dazu einladen, einige der Aktivitäten mal auszuprobieren. Sie müssen aber nicht alles testen: »Being in a fight« könnte sich für den Untrainierten leicht als Gegenteil einer »positiven Aktivität« entpuppen, und auch »having an original idea« mag in Frustration enden, wenn trotz stundenlangen Kopfzerbrechens einfach nichts Originelles kommen mag. Da die Liste bereits über 40 Jahre alt ist, ist vielleicht auch die Zeit für ein Update gekommen. Denn ohne »Netflix & Chill«, »viele Likes auf einen Tweet erhalten« oder »einen neuen Char in WoW hochleveln« ist eine solche Liste einfach nicht mehr zeitgemäß. Deutschsprachige Varianten der »Pleasant Events Schedule« finden Sie im Netz, wenn Sie nach »Liste angenehmer Aktivitäten« oder »positive Aktivitätenliste« suchen.

Kann Psychotherapie wirklich so einfach sein? Einfach schöne Sachen machen? Bei dieser rein verhaltensorientierten Depressionsbehandlung gibt es leider ein großes Problem, denn »positive« Aktivitäten werden nicht zwangsläufig auch »positiv« erlebt. Das muss nicht unbedingt daran liegen, dass man sich das Falsche ausgesucht hat. Sondern daran, dass Menschen wahre Künstler darin sein können, eigene Erfolge kleinzureden oder das Haar in der Suppe zu suchen. Die Bestnote in der Abschlussprüfung verliert ihre Qualität als Super-Ereignis, wenn man diese als »Selbstverständlichkeit« abwertet, die Ursache für das Gelingen im »kinderleichten« Test sieht oder sich mit sonstwelchen mentalen Tricks des persönlichen Erfolgs beraubt. Für den Behaviorismus ein echtes Problem, denn bei diesem Thema befindet man sich mitten in der »Black Box« – der ausgeklammerten Welt der Gedanken.

Aktivitätenaufbau hat es als Therapiemethode bis in die Gegenwart der Verhaltenstherapie geschafft. In vielen Praxen und Kliniken bekommen Sie im Jahr 2024 Positive-Aktivitäten-Listen ausgehändigt und erstellen gemeinsam mit dem Therapeuten Wochenpläne. Heute ist das allerdings meist nicht mehr der alleinige Inhalt einer Psychotherapie bei Depression, sondern nur Teil eines größeren Gesamtprogramms. Auch der Beschäftigung mit der depressiven Gedankenwelt wird heutzutage viel Zeit gewidmet, worüber Sie in einem späteren Kapitel mehr erfahren werden.

Aus der Theorie von Lewinsohn ergab sich übrigens noch eine weitere Idee zur Ursache von Depression: Wenn die Sozialkontakte eines Menschen stets unbefriedigend verlaufen, könnte auch dies einen Verstärkermangel darstellen. Es wurden spezielle Verhaltenstrainings entwickelt, die den sozialen Erfolg vergrößern sollen.

Training sozialer Fertigkeiten

»Nein« sagen für Anfänger

Was kann man sich unter »sozialer Fertigkeit« oder »sozialer Kompetenz« vorstellen? Man könnte vielleicht sagen: Es ist die Fähigkeit, sich im Sozialkontakt so zu verhalten, dass am Ende alle Beteiligten mit der Begegnung zufrieden sind – oder zumindest keinen Anstoß daran nehmen. Menschen sind hier sehr unterschiedlich begabt. Kann jemand ein Anliegen klar und deutlich vortragen oder redet er oder sie immer um den heißen Brei herum? Spricht eine Person stets nur von sich selbst oder wendet sie sich auch mal interessiert ihrem Gegenüber zu? Neigt jemand dazu, sich ständig unnötig zu entschuldigen, oder aber – vielleicht noch schlimmer – hat die Eigenart, seinen Gesprächspartner dauernd zu kritisieren? Hat ein Mensch die Angewohnheit, ständig unlustige Witze einzuwerfen, ohne dass eine Verhaltenskorrektur durch die Erfahrung stattfindet, dass nie jemand lacht? Oder besitzt vielleicht jemand die beneidenswerte Fähigkeit, durch seine sympathische Art mühelos die Herzen anderer Menschen zu erobern? All dies sind Aspekte dessen, was die Verhaltenstherapie unter »sozialen Fertigkeiten« versteht.

Ganz allgemein könnte man sagen, dass eine gute Ausprägung dann vorliegt, wenn eine Person mit ihren Mitmenschen in einer Art und Weise umzugehen versteht, bei der sowohl …

1. allgemeine soziale Erwartungen erfüllt werden als auch

2. dasjenige erreicht wird, was man erreichen möchte.

Beachten Sie, dass nur die Kombination von beiden Punkten hier sozialkompetentem Verhalten entspricht; nur einer davon reicht nicht aus. Hierzu ein Beispiel: Nehmen wir an, es nervt Sie, dass Ihr Arbeitskollege dauernd Ihre wundervolle Helene-Fischer-Tasse aus der Büroküche nimmt, um daraus seinen Kaffee zu trinken. Sie haben diese dort platziert, um sich jeden Tag aufs Neue daran zu erfreuen. Theoretisch tun sich nun einige Optionen auf, wie dieses Problem angegangen werden könnte. Eine Extremvariante besteht darin, dem Tassendieb eine gebrochene Nase anzudrohen, sollte er sich erneut dafür entscheiden, diese an sich zu nehmen. Eine andere Variante besteht darin, einfach gar nichts zu sagen, um hier nur keinen Streit zu riskieren. Den Ärger einfach runterschlucken. Beide Vorgehensweisen entsprächen nicht der oben genannten Definition guter sozialer Fertigkeiten. Die Androhung von Gewalt wird Ihre Tasse zwar womöglich vor weiterer Fremdnutzung schützen, allerdings hätten Sie dabei soziale Erwartungen zum korrekten Verhalten am Arbeitsplatz verletzt. So etwas mag bei den Klingonen zum guten Ton gehören, aber vermutlich nicht in Ihrer Firma. Das passive Erdulden des Unrechts fällt allerdings ebenfalls in die Kategorie »niedrige Sozialkompetenz«. Ihr Ziel wird verfehlt. Der Kollege wird sein Verhalten vermutlich nicht ändern, weil ein Grund fehlt, dies zu tun.

Trainingsprogramme zur Optimierung des eigenen Auftretens gab es bereits lange vor Lewinsohns Veröffentlichungen. Schon 1949 entwickelte der US-amerikanische Psychologe Andrew Salter das »Expressive Training«, das Menschen helfen sollte, weniger gehemmt zu sein. Geübt wurde hier, Gefühle verbal (samt passender Mimik) auszudrücken, anderen zu widersprechen und ihnen mal gehörig die Meinung zu geigen, häufig das Wort »Ich« zu verwenden sowie empfangenem Lob deutlich zuzustimmen, statt sich in Bescheidenheit zu üben. Auf diese Weise wurde aus dem stillen Schüchterling nach erfolgreichem Training oft ein egozentrischer Rüpel. Das Training war übrigens sehr populär.

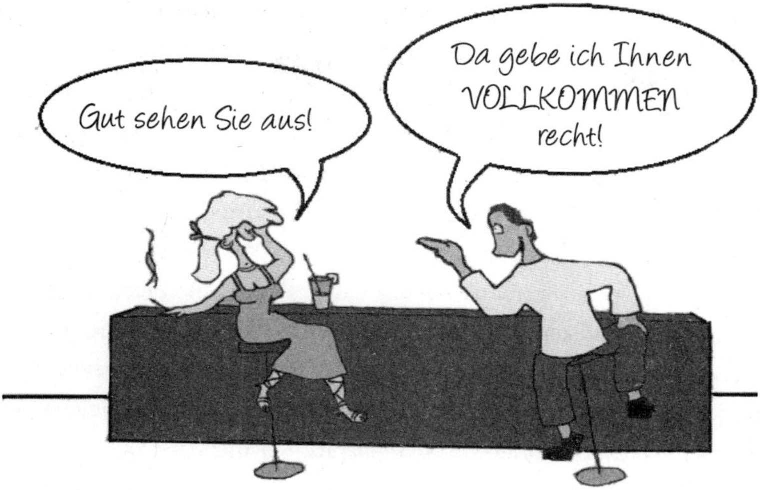
Gut sehen Sie aus!
Da gebe ich Ihnen VOLLKOMMEN recht!

In den 60er-Jahren griff Joseph Wolpe diesen Ansatz auf und entwickelte daraus das »Assertiveness Training«, auf Deutsch: »Selbstbehauptungstraining«. An Wolpe erinnern Sie sich ja vielleicht noch. Das ist derjenige, der auch die systematische Desensibilisierung erfunden hat. In Deutschland wurde dieses Training Ende der 70er-Jahre vor allem durch das Münchner Psychologen-Ehepaar Rüdiger Ullrich und Rita Ullrich de Muynck bekannt. Ein Kernelement von »Assertiveness Training« ist die Einteilung von Verhaltensweisen in »passiv«, »selbstsicher« und »aggressiv«. Hier können Sie sich ja jetzt mal selbst einschätzen, wozu Sie im Allgemeinen tendieren.

Passives Verhalten zeigt sich darin, persönliche Grenzen gegenüber Aggression und Übergriffigkeit nicht zu verteidigen und stattdessen »Appeasement« zu betreiben. So nennt man das, wenn das eigene Handeln daraufhin ausgerichtet wird, sein Gegenüber unter keinen Umständen zu verärgern. Beispiele: leises Sprechen, Vermeidung von Blickkontakt, übermäßiges Sich-Entschuldigen, Zurückhalten der eigenen Meinung ...

Aggressives Verhalten ist in diesem Ordnungsschema sowohl der ungehemmte Ausdruck als auch die Durchsetzung des eigenen Willens. Dabei werden die Interessen und Gefühle anderer Personen nicht respektiert, sondern stattdessen so gehandelt, als wären diese völlig irrelevant. Beispiele: schreien, starren, anfassen, Befehle erteilen, mit dem Finger zeigen, den anderen nicht zu Wort kommen lassen, drohen …

Selbstsicheres Verhalten gilt hier als der goldene Mittelweg, der für ein gutes Miteinander angestrebt werden sollte. Der Ansicht des Gegenübers wird Beachtung geschenkt, und die eigene (vielleicht abweichende) Ansicht wird ebenfalls klar geäußert. Beispiele: angemessen laut und deutlich sprechen, Blickkontakt halten, ohne zu starren, Kommunikation der eigenen Interessen, Anstreben von Kompromisslösungen bei Unstimmigkeiten, Vermeidung passiver und aggressiver Verhaltensweisen …

Um für schwierige zwischenmenschliche Situationen gut gerüstet zu sein, wurden im Lauf der Zeit auch spezielle »Techniken« entwickelt, um sich das Leben etwas zu erleichtern. Im Folgenden ein paar Beispiele.

»Schallplatte mit Sprung«

Die springende Schallplatte können Sie einsetzen, wenn Sie zu einer Sache »Nein« gesagt haben, aber Ihr Gegenüber das nicht akzeptiert und versucht, Sie zu einem »Ja« zu überreden. Die Technik besteht darin, Ihren Ablehnungssatz monoton immer wieder ohne große Variation zu wiederholen – wie eine defekte Schallplatte, bei der die Plattenspielernadel immer wieder an dieselbe Stelle hüpft. Das machen Sie so lange, bis der andere aufgibt.

»Ich möchte heute keinen Wein mehr trinken.«

»Komm schon, ich bestell mir auch noch was.«

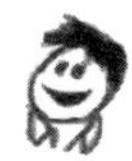

»Mach ruhig, aber ich möchte heute keinen Wein mehr trinken.«

»Hey, ich lad dich ein und dann …«

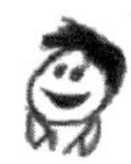

»Ich möchte heute keinen Wein mehr trinken!«

»Fogging«

Diese Technik setzen Sie dann ein, wenn Sie einer Kritik oder einem persönlichen Angriff ausgesetzt sind, und nun in irgendeiner Weise darauf reagieren sollen. Fogging besteht darin, sich nicht etwa zu rechtfertigen oder zum Gegenangriff überzugehen, sondern dem Angreifer stattdessen in seiner subjektiven Sichtweise teilweise zuzustimmen und ihn dadurch zu verwirren. Warum das »Fogging« heißt? Deswegen, weil die Attacke dadurch nicht das erwartete Resultat erzielt und ins Leere läuft – wie in eine Nebelwand.

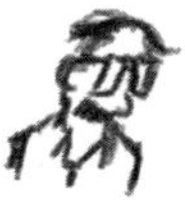

»Dein Buch ist das Grauenhafteste, was ich je gelesen habe!«

»Tatsächlich? Dann hast du in deinem Leben aber wohl nicht viel gelesen.« (Konter)

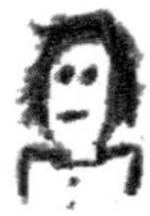

»Du sagst es! Ich hab gehört, dass Leser es sogar schon verbrannt haben, weil es so schlecht ist.« (Ironie)

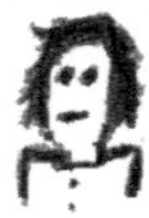

»Ich geb dir recht, dass es an manchen Stellen besser sein könnte. Es ist sicher nicht perfekt.« (Fogging)

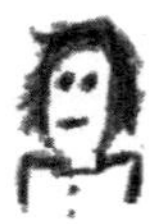

Ein weiteres Beispiel dafür, was man sich unter »Fogging« vorstellen kann, taucht im Filmklassiker »Roxanne« auf. Steve Martin spielt hier einen Mann mit auffallend großer Nase, der im Verlauf der Handlung in einer Bar von einem Rüpel als »Langnase« verspottet wird. Statt gegen den Angreifer vorzugehen, macht die Filmfigur C. D. Bales aus der Attacke einen Wettstreit im Erfinden der besten Beleidigungen für Menschen mit großer Nase. Hierzu trägt er dem begeisterten Barpublikum 20 humorvolle Varianten vor, sodass die Version »Langnase« danach als völlig einfallslos dasteht. Beispiel: »Könnten Sie bitte aufhören, mit dem Kopf zu wackeln? Das Orchester wechselt ständig das Tempo.« Im Anschluss hat der Angreifer keine Munition mehr.

»Nein« sagen

Was wie eine kinderleichte Aufgabe erscheint, da es sich hier nur um das Aussprechen eines kurzen Wortes handelt, erweist sich in der Praxis oft als wahre Herkulesaufgabe. Denn das Problem besteht darin, dass Menschen sich oft dabei wie fürchterliche Egoisten vorkommen. Ein »Ja« erscheint in einem solchen Fall als die erträglichere Alternative – selbst dann, wenn dies immense persönliche Nachteile zur Folge hat.

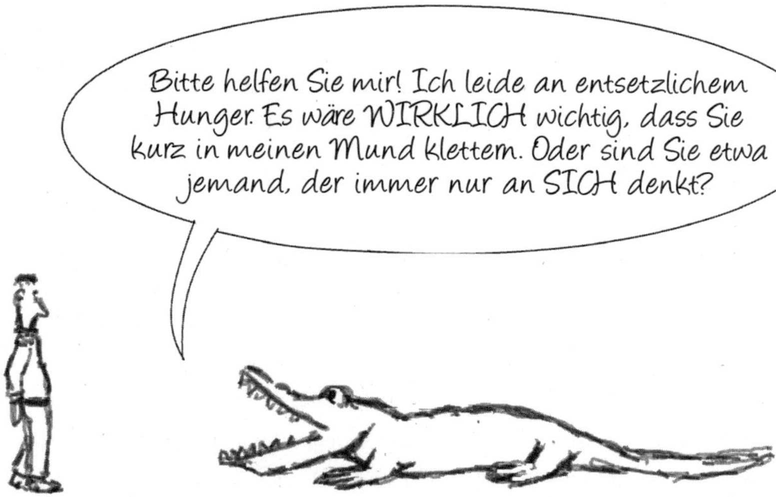
Bitte helfen Sie mir! Ich leide an entsetzlichem Hunger. Es wäre WIRKLICH wichtig, dass Sie kurz in meinen Mund klettern. Oder sind Sie etwa jemand, der immer nur an SICH denkt?

Als Hilfestellung zum Einsatz der wichtigen kommunikativen Fähigkeit, »Nein« zu sagen, gibt es diverse Faustregeln. Hier ein paar Beispiele:

- Das Wort »Nein« als erstes Wort der Replik verwenden, um dies als Kernbotschaft zu etablieren.
- Sich vergegenwärtigen, dass man auch verneinen darf, ohne eine detaillierte Begründung anzugeben (»Nein, das passt mir nicht«).

- Sich klarmachen, dass es auch in der Verantwortung des Bittstellers liegt, dass sein Problem durch Ihr »Nein« nun ungelöst bleibt. Warum hat die Person auch keine anderen Menschen zur Hand, die ihr nun helfen könnten?
- Formulierungen wählen, die wenig Raum für Überredungsversuche lassen (statt »Ich *glaube*, das schaffe ich nicht« besser »Das werde ich nicht schaffen. Es geht nicht«).
- Alternativen aufzeigen, wie dem Bittsteller ohne Ihre Mitwirkung geholfen werden könnte (die für den anderen allerdings meist weniger komfortabel wären, als wenn Sie sich nun abmühten).
- Es innerlich akzeptieren, dass Ihr Gegenüber durch Ihr »Nein« verärgert werden könnte. Dies wird nicht ewig anhalten. Vermutlich zumindest.

Bei ein paar dieser Faustregeln kann man bereits erkennen, was im Fokus der späteren Entwicklungsstufen des Trainings sozialer Fertigkeit stehen wird, nämlich »Kognitionen«, also Gedanken im umfassendsten Sinne. Kognitionen werden Sie in einem späteren Kapitel noch ausführlich kennenlernen, daher hier nur die Kurzfassung. Die Idee dabei ist, dass das eigene Sozialverhalten von persönlichen Überzeugungen geleitet wird. Wie denke ich mich verhalten zu müssen, wenn ich dem Chef auf der Bürotoilette begegne? Wie hoch schätze ich meine Chancen ein, die Handynummer der attraktiven Frau dort drüben zu erhalten? Und wo genau grenze ich bei der Bewertung meines eigenen Handelns berechtigtes Eigeninteresse von Egoismus ab? Hier wären wir dann wieder beim Thema »Nein sagen« angelangt.

Wie umfassend sich Kognitionen auf das Verhalten auswirken, lässt sich anhand einer banalen Alltagssituation illustrieren. Es geht darum, sich in einem Schuhgeschäft von einem Verkäufer Paare zum Anprobieren bringen zu lassen und anschließend zu gehen, ohne etwas gekauft zu haben. Es gibt tatsächlich Menschen, die selbst dann die Geldbörse zücken und etwas mitnehmen, wenn sie alle anprobierten Schuhe grässlich finden. Sie wissen also schon während des Einkaufs, dass ihre Neuerwerbung ungetragen im häuslichen Schuhschrank vergammeln wird. Und das, nur um sich nicht wie ein schäbiger Kunde vorzukommen. Folgende Kognitionen stehen oft mit einem solchen Verhalten in Zusammenhang:

»Wenn ich jetzt nichts kaufe, dann kann ich mich hier nie wieder blicken lassen.«

»Der wird sich denken: ›So eine arrogante Tussi! Da bring ich ihr fünf Schuhpaare und dann kauft die einfach nichts.‹«

»Er hat mich so nett bedient, jetzt kann ich nicht so unfreundlich sein und einfach gar nichts nehmen.«

Und hier nun das Gegenteil: Kognitionen, die es leicht machen, auf den Schuhkauf zu verzichten:

»Ich kauf mir doch nur etwas, das mir wirklich gut gefällt. Ich schmeiß mein Geld doch nicht zum Fenster raus.«

»Wenn ein Verkäufer sich darüber aufregen würde, dass ich nach einer Beratung nichts kaufe, dann wäre das sehr unprofessionell.«

»Er wird doch dafür bezahlt, mir Schuhe zu zeigen. Ob ich nun etwas kaufe oder nicht, macht für den Verkäufer doch keinen Unterschied.«

Im Training sozialer Kompetenz mit kognitiver Ausrichtung wird – neben traditionellen Verhaltensübungen – auch die Anwendung positiver »Selbstverbalisationen« trainiert. Das sind kurze Botschaften an sich selbst, die man auf einen Zettel schreiben kann, um dann von Zeit zu Zeit einen Blick darauf zu werfen. Da kann dann z. B. stehen: »Ich habe das Recht, meine Meinung zu sagen« oder »Auch wenn ich wütend bin, bleibe ich ruhig und sachlich«. Im Film »Was ist mit Bob?« spielt Bill Murray den Patienten eines Psychiaters, dessen positive Selbstverbalisation »Babyschritte« lautet. Es soll ihn daran erinnern, immer eine kleine Sache nach der anderen zu erledigen, und sich so zu fokussieren. Das Verhalten von Bob führt im Film allerdings trotz Babyschritten dazu, dass sein Behandler am Ende mit einem Nervenzusammenbruch in der Psychiatrie landet. So soll es natürlich nicht laufen.

Das in Deutschland heute wohl am weitesten verbreitete Assertiveness-Programm ist das »Gruppentraining sozialer Kompetenzen (GSK)« von Ulrich Pfingsten und Rüdiger Hinsch. Es teilt sich auf in die Übungsbereiche »Recht durchsetzen«, »Selbstsicheres Verhalten in Beziehungen« und »Sympathie gewinnen«.[16] Es ist zwar als (insgesamt sieben Sitzungen umfassendes) Gruppenprogramm konzipiert, wird aber auch häufig in einer Verhaltenstherapie mit nur einem Klienten eingesetzt. Der Hauptteil besteht aus Übungen im Rollenspiel, so wie das auch schon in den Assertiveness-Trainings der vorangegangenen 50 Jahre der Fall war. Mit einer ganzen Gruppe ist so etwas natürlich besonders gut machbar, da hier viele »Schauspieler« für die Rollenspiele bereitstehen. Meist wird die Performance mit einer Kamera aufgezeichnet, um das Ganze anschließend detailliert auszuwerten. Die Angst, dass diese Aufnahmen plötzlich bei YouTube auftauchen könnten, ist unter Teilnehmern häufiger mal anzutreffen.

Das GSK enthält eine Reihe interessanter zwischenmenschlicher Situationen, in denen man das eigene sozialkompetente Verhalten trainieren kann. Im Abschnitt zu selbstsicherem Verhalten in Beziehungen gibt es z. B. den Konfliktfall, dass sich ein befreundetes Paar einer Urlaubsreise anschließen möchte, die eigentlich als Romantik-Reise zu zweit geplant war. Konkret gibt es hier einen Interessenskonflikt mit dem eigenen Partner, der sich im Gegensatz zu Ihnen riesig über die zusätzliche Gesellschaft freut. Was werden Sie nun tun?

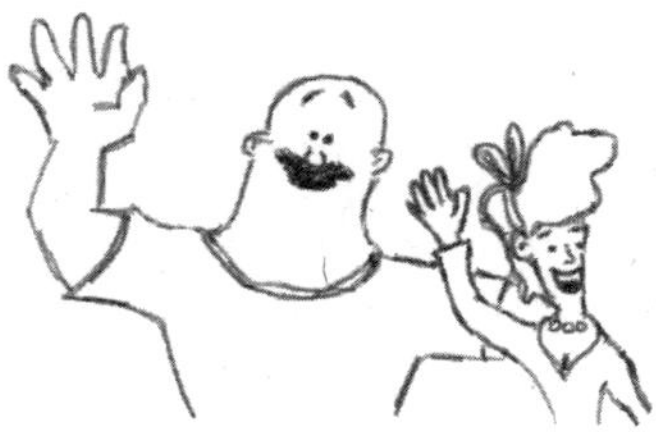

Das befreundete Paar: Er redet den ganzen Tag nur von seiner Ernährungsumstellung auf Paleo-Steinzeitdiät. Und das Lieblingsthema von ihr: der Einfluss der Mondstrahlung auf Psyche und Weltpolitik. Seit Jahren will keiner mehr mit ihnen verreisen.

Die Sache muss geklärt werden – unverzüglich! Ihre sozialkompetente Ansprache an Ihren Partner sollte nun folgende Komponenten enthalten:

- Mitteilung der eigenen Empfindungen
- Reflexion der Sichtweise des anderen
- klar sagen, was man möchte
- auf Vorwürfe verzichten

Hier zwei Varianten, Ihre Haltung zum Urlaubsthema kundzutun. Kein Geheimnis: Nur eine der beiden »Lösungen« erfreut Ihren Sozialkompetenz-Trainer.

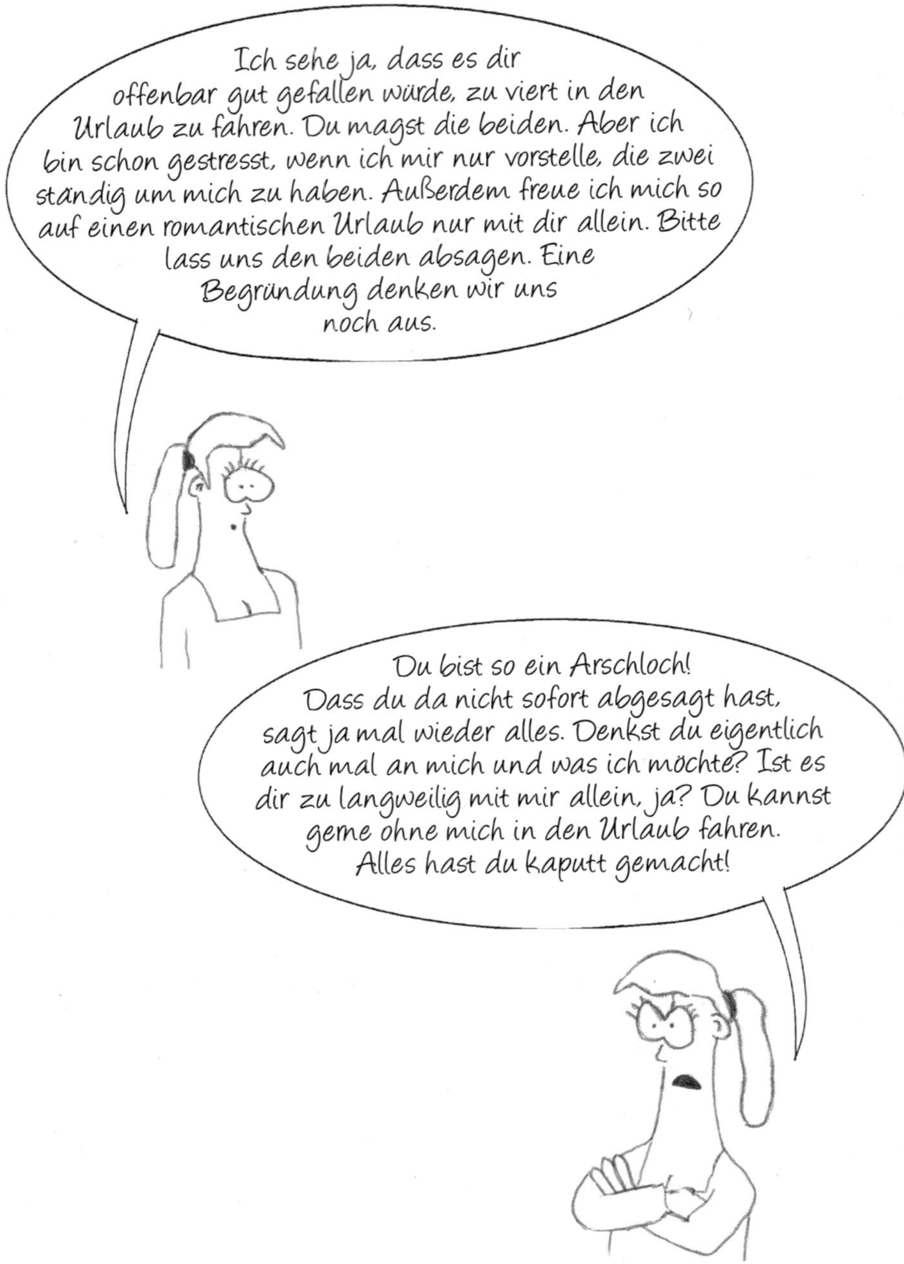
Ich sehe ja, dass es dir offenbar gut gefallen würde, zu viert in den Urlaub zu fahren. Du magst die beiden. Aber ich bin schon gestresst, wenn ich mir nur vorstelle, die zwei ständig um mich zu haben. Außerdem freue ich mich so auf einen romantischen Urlaub nur mit dir allein. Bitte lass uns den beiden absagen. Eine Begründung denken wir uns noch aus.
Du bist so ein Arschloch! Dass du da nicht sofort abgesagt hast, sagt ja mal wieder alles. Denkst du eigentlich auch mal an mich und was ich möchte? Ist es dir zu langweilig mit mir allein, ja? Du kannst gerne ohne mich in den Urlaub fahren. Alles hast du kaputt gemacht!

Ergänzt wird das GSK noch durch weitere Inhalte, wie z. B. PMR, Übungen zum Einschätzen von Verhalten (sicher, unsicher, aggressiv), Training im Selbstlob sowie Verhaltensexperimente für die Zeit zwischen den Gruppensitzungen. GSK-Kurse finden Sie heute eigentlich in nahezu jeder größeren Stadt. Neben verhaltenstherapeutischen Praxen wird das Training auch in psychiatrischen und psychosomatischen Kliniken, Universitäten, Volkshochschulen sowie Fortbildungsakademien für diverse Berufe angeboten.

Seien Sie beim Training Ihrer Sozialkompetenzen aber vorsichtig, dass Sie nicht über das Ziel hinausschießen. Sie wollen sich ja am Ende immer noch anhören wie ein normaler Mensch und nicht wie einer dieser merkwürdigen Psychotherapeuten. Vor den Tücken psychologisch geschliffener Kommunikation warnt die amüsante Kurzgeschichte »Bleiben Se Mensch, Herr Psychologe!« von Friedemann Schulz von Thun. Die Geschichte erzählt von den fatalen Bemühungen eines Mannes, seine erlernten Skills in sozialkompetenter Kommunikation bei einem Date einzusetzen. Wenn Sie Interesse haben, dann können Sie den kurzen Text leicht ergoogeln. Es lohnt sich.

Funktionsanalyse

Verhalten entschlüsseln mit SORCK

Wie Verhaltenstherapeuten der ersten Welle die Entstehung einer Depression erklärten, haben Sie bereits im Kapitel über Lewinsohn erfahren: durch einen Mangel an Verstärkern. Aber was ist mit der Unmenge anderer Probleme, von denen die Menschheit geplagt wird? Spontane Angstattacken sind z. B. ein Übel, das äußerst weit verbreitet ist. Als Erklärungsmodell für dieses Phänomen wurde der Prozess »negative Verstärkung« populär, den Sie im Kapitel zu operanter Konditionierung kennengelernt haben. Hier ein Beispiel zur Veranschaulichung, wie man sich das vorstellt:

1. Ein Student bekommt im überfüllten Hörsaal der Uni plötzlich eine Angstattacke. Der Drang zu gehen, steigt enorm an. Er hat nun die Wahl: sitzen bleiben oder dem Impuls nachgeben?

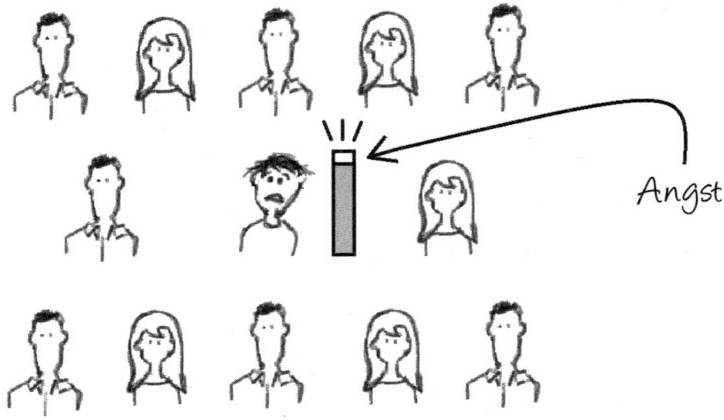

2. Wenn er sich entscheidet, aus dem Hörsaal zu verschwinden, wird sich die Angstattacke danach mit hoher Wahrscheinlichkeit schnell abschwächen. Denn die Angstsituation wurde verlassen und ein als sicher empfundener Ort aufgesucht.

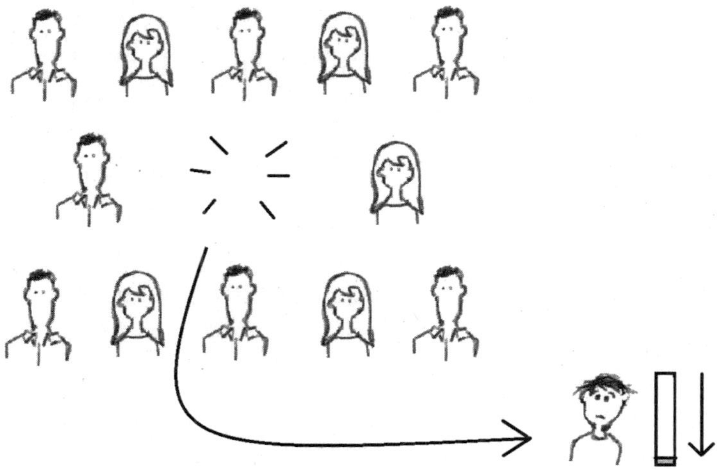

3. Im Denkschema operanter Konditionierung entspricht dieser Vorgang einer negativen Verstärkung des Fluchtverhaltens. Das Verschwinden der Angst ist dabei die indirekte Belohnung. Das Fluchtverhalten ist das, was zur Belohnung führte.

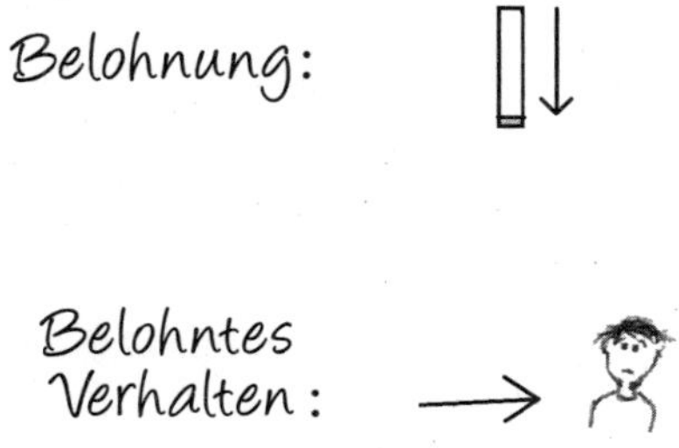

4. Der Effekt: Die Wahrscheinlichkeit steigt, auch beim nächsten Mal auf Angst mit Flucht zu reagieren. Oder anders gesagt: Der innere Drang zu flüchten, wird beim nächsten Mal noch stärker sein.

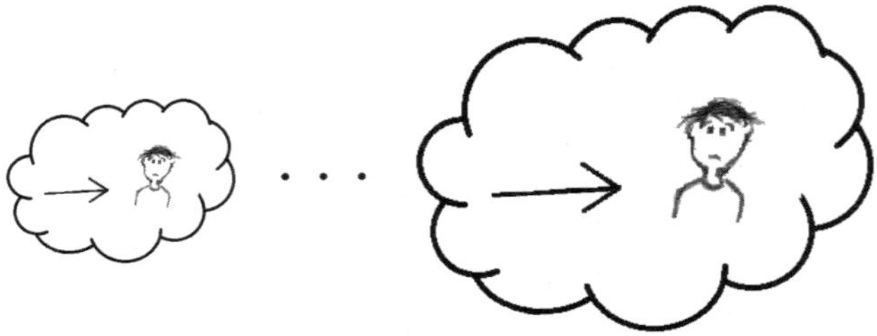

Beachten Sie, dass der Prozess der »negativen Verstärkung« nur die Chronifizierung einer Angststörung beschreibt, aber die ursprüngliche Entstehung kaum erklärt. Warum also wird ein Ort wie ein Hörsaal, der im bisherigen Leben als völlig harmlos erlebt wurde, plötzlich zum regelmäßigen Auslöser von Angstattacken?

Fragen wie diese versucht das »Zwei-Faktoren-Modell« der US-amerikanischen Psychologen Orval Hobart Mowrer und Neal E. Miller zu beantworten. Es wurde in seiner Urfassung bereits 1947 veröffentlicht und ist ein echter Verhaltenstherapie-Klassiker. Hier geht es darum, dass der Ort oder das Objekt einer Phobie mutmaßlich irgendwann einmal mit einer unangenehmen Erfahrung verbunden war (klassische Konditionierung). Danach entwickelte sich mittels negativer Verstärkung allmählich das Vermeidungsverhalten (operante Konditionierung). Im Labor ist es möglich, eine derartige »Angststörung« künstlich zu erzeugen: Gibt man z. B. einer Ratte elektrische Schocks, wenn eine rote Lampe aufleuchtet, dann wird die Ratte zukünftig Angstsymptome zeigen, wenn sie das rote Licht sieht (klassische Konditionierung). Gibt man der Ratte eine Möglichkeit, den Schocks zu entkommen (z. B. eine »Sicherheitszone«), dann wird die Ratte zuverlässig davon Gebrauch machen (operante Konditionierung). Sie lernt, dass Flüchten schützt. Was aber wird passieren, wenn wir jetzt den Elektroschock-Apparat deaktivieren, sodass auf rotes Licht keine Schocks mehr folgen? Natürlich: Die Ratte wird auch weiterhin in den Sicherheitsbereich huschen, wenn die Lampe leuchtet, denn sie weiß ja nichts von der Veränderung der Gefahrenlage. Das macht sie so lange, bis sie vielleicht mal zufällig stolpert, die Sicherheitszone nicht rechtzeitig erreicht und trotz roten Lichts keinen Schock erhält. Eine wichtige Information für das kleine Tier, welche es durch ungestörte Ausübung des eigenen Sicherheitsverhaltens niemals erhalten hätte. Fazit: Erlernte Angst kann sich lange am Leben erhalten, selbst wenn die ursprüngliche Bedrohung gar nicht mehr existiert.

Aber eignet sich dieses Modell auch, um das Auftreten von Angstattacken beim Menschen zu erklären? Im Beispiel mit der Ratte wurde deren »Rotlicht-Phobie« durch eine reale Gefahr ausgelöst: den Elektroschock. Der Student mit Angstattacken im Hörsaal könnte früher eine unangenehme Panikattacke an einem Ort erlitten haben, der diesem Raum in irgendeinem Aspekt ähnelt, z. B. mit dem Gedränge vieler Menschen. Die frühere Panikattacke wäre für ihn dann das, was für die Ratte der Elektroschock ist – das, was man zu fürchten gelernt hat. Der Hörsaal wäre das, was für die Ratte die rote Lampe ist– ein Signal für drohende Gefahr. Es gibt sogar Menschen, die schauen sich genau denjenigen Film nie wieder an, bei dem sie mal eine Panikattacke erlitten haben. Kam die Angstattacke auf einer Autofahrt, wird oft nicht mehr gefahren. Sogar Freundschaften wurden schon beendet, weil der oder die andere aus Versehen zu einem »konditionierten Stimulus« wurde – er oder sie war zufällig gerade da, als die Panikattacke überraschend losging.

Ein Schwachpunkt dieses Erklärungsmodells für die Entstehung von Phobien ist, dass sich Klienten häufig nicht an ein Ereignis in ihrer Vergangenheit erinnern, das klar als die ursprüngliche »Konditionierungsprozedur« interpretiert werden könnte – analog zu dem ersten Schock, den die Ratte erlitt. Dies kann man z. B. bei Spinnenangst (Arachnophobie) beobachten. Gemäß dem Zwei-Faktoren-Modell müsste es vor Beginn der Phobie eine Zeit gegeben haben, in der die Begegnung mit einer Spinne noch keine Angstreaktion auslöste (da die negative Erfahrung fehlte). Wie aber kann man sich das traumatische Ereignis vorstellen, welches die Krabbler ab diesem exakten Moment zu einem waschechten Horror werden ließ? Oder in der Sprache klassischer Konditionierung: Mit welchem Aversiv-Reiz soll der einstmals neutrale Stimulus »Spinne« gekoppelt worden sein, um nun selbst aversiv zu wirken? Fragt man Menschen mit Arachnophobie nach einer traumatischen Spinnenbegegnung in der Kindheit, hört man oft Geschichten wie: »Ich kam zu meinem Bett, hob die Decke hoch – und da war sie! Ich schrie laut, meine Mutter kam und tötete das Biest.« Was auf den ersten Blick wie eine überzeugende Erklärung wirkt, passt allerdings nicht ganz zum Modell. Denn ganz offenbar bestand die Phobie zu jenem Zeitpunkt bereits, da der Anblick der Spinne eine heftige Angstreaktion hervorrief. Für die Suche nach der ursprünglichen Konditionierung müsste man folglich zeitlich noch weiter zurückgehen. Aber etwas anderes als die »Spinne unter der Bettdecke«-Gruselgeschichte findet man eigentlich nie.

Vielleicht sind Sie ja neugierig, was es sonst noch für Theorien gibt, die sich Psychologen und andere Wissenschaftler haben einfallen lassen, um das Phänomen der Arachnophobie zu erklären. Hier eine kleine Auswahl, bei der Sie nun mal überlegen können, was Ihnen am plausibelsten erscheint.

Evolutionstheorie

Eine in Zeitschriften und TV-Beiträgen sehr häufig anzutreffende Theorie ist, dass Arachnophobie eine angeborene und in der Evolutionsgeschichte der Menschheit entstandene Angst sei. Sich vor Spinnen zu gruseln, war dieser Idee nach für unsere Vorfahren ein relevanter Überlebensvorteil. Wer blitzschnell vor dem Krabbler wegrannte oder diesen erschlug, überlebte mit höherer Wahrscheinlichkeit als der Zögerliche. So wie es auch dem Hasen zugutekommt, dass er als schreckhafter »Angsthase« geboren wurde. Würde er dem Fuchs grundsätzlich gelassen und ohne »Vorurteile« begegnen, wären die Hüpfer vermutlich bereits allesamt vertilgt. Evolutionspsychologische Erklärungen wirken auf den ersten Blick oft überzeugend, haben aber einen grundsätzlichen Makel: Sie können weder bestätigt noch widerlegt werden. Dass kein Gegenbeweis möglich ist, klingt zwar wie eine tolle Sache, bedeutet aber, dass Sie mit der Begründung »evolutionärer Vorteil« jeden beliebigen Unsinn behaupten können, und keiner kann Ihnen nachweisen, dass Sie unrecht haben. Die Theorie hat noch weitere Knackpunkte: Warum gibt es zwar eine Spinnenphobie, aber kaum eine Phobie vor anderen Tieren, die vermutlich für den Urmenschen genauso gefährlich, wenn nicht sogar weitaus tödlicher waren? Haben Sie schonmal völlig angewidert den Fernseher ausgeschaltet, wenn ein Bär, ein Löwe oder ein anderer erfolgreicher Menschenfresser aus dem Tierreich aufgetaucht ist?

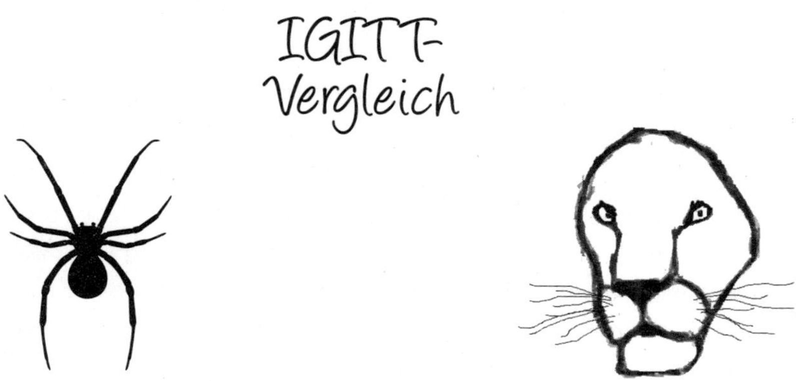

Ein weiteres Gegenargument ist das völlig angstfreie Verhalten vieler Babys, wenn sie ihrer ersten Spinne begegnen. Und in anderen Kulturen gibt es die Phobie kaum, obwohl dort monströs große Exemplare herumlaufen. In Kambodscha z. B. gilt frittierte Vogelspinne als leckeres Frühstück.

Psychoanalytische Theorie

Nach dieser Denkrichtung hat der Spinnenphobiker in Wirklichkeit keine Angst vor einer Spinne, sondern vor etwas ganz anderem. Die Spinne ist quasi nur eine Projektionsfläche – ein Stellvertreter – für einen anderen Konflikt, der unbewusst im Inneren der Psyche stattfindet. Falls dem so ist, bliebe aber noch unbeantwortet, warum bevorzugt Spinnen diese Projektionsfläche bilden, andere Tiere hingegen viel seltener. Ein Klient mit Hamsterphobie betritt eine psychoanalytische Praxis vermutlich genauso selten wie die eines Verhaltenstherapeuten. Für eine vertiefte Erläuterung des Themas konsultieren Sie bitte den Psychoanalytiker Ihres Vertrauens.

Morphologie-Theorie

Eine andere Idee lautet, dass das spezifische Aussehen der Spinne Grund für die Phobie sei: die vielen langen Beine, das außergewöhnliche Bewegungsmuster, der haarige Körper usw. In der Tat würden wohl viele Phobiker zustimmen, dass es gerade diese Attribute sind, die sie besonders erschaudern lassen. Aber abgesehen davon, dass dies nicht erklärt, aus welchem Grund ausgerechnet diese Spezifika eine phobische Reaktion auslösen sollten, werden viele dieser Merkmale auch von anderen Tieren geteilt: Krebse z. B. sehen oft spinnenartig aus, lösen aber üblicherweise keinerlei Angstreaktion aus. Im Gegenteil, zusammen mit etwas Knoblauchsoße sind sie beliebte Erscheinungen auf den Tellern gehobener Restaurants. Auch hier bleiben Fragen offen.

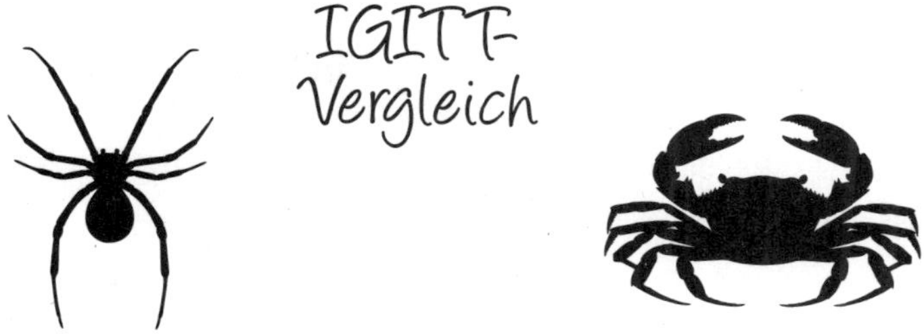

Theorie sozialer Beobachtung

Diese Theorie geht davon aus, dass die Angst vor Spinnen durch die Beobachtung unserer ängstlichen Mitmenschen übertragen wird. Spätestens wenn das Chaos beim ersten Spinnenbesuch in der Wohnung ausbricht, kriegt der Nachwuchs mit, was da für ein Monster eingedrungen sein muss. Mutti kreischt, Omi wirft hilflos mit Küchenutensilien nach dem Achtbeiner, Vati kommt heldenhaft angestürmt und erlegt das Untier unter Berserkergebrüll mit einem Schuh. Die Botschaft an den Nachwuchs ist klar: Große Gefahr hat gedroht! Gerade noch mal gutgegangen.

Sie sehen: Selbst etwas, das auf den ersten Blick simpel erscheint wie etwa die Angst vor Spinnen, bleibt auch im Jahr 2024 noch Gegenstand kontroverser Diskussionen. Wie soll man da bloß gute Erklärungen für die Vielzahl an anderen psychischen Phänomenen finden, die im Vergleich nicht weniger kompliziert daherkommen? Da gibt es z. B. Menschen, deren gesamter Alltag davon geprägt ist, scheinbar sinnlose Rituale auszuführen, wie etwa wiederholtes Rein- und Rauslaufen aus einem Raum, bis sich das Eintreten »richtig« anfühlt. Oder Menschen, oft junge Frauen, die einen derartigen Widerwillen gegen Nahrung entwickeln, dass sie bis auf ein lebensbedrohliches Gewicht abmagern. Trotz ausgezehrten Körpers kommen diese sich oft aufgedunsen vor, was dem sozialen Umfeld üblicherweise als irritierende Verkennung der Realität erscheint. Oder Personen, die trotz ärztlich bescheinigter Komplett-Gesundheit an diversen körperlichen

Beschwerden leiden, wie z. B. Schmerzen, Schwindel, Verdauungsstörungen oder sogar Ungewöhnlicherem. Kann die Psyche auf irgendeine Weise derartige Symptome erzeugen, auch wenn die Physis in einem optimalen Zustand ist? Alles Fragen, mit denen sich die Verhaltenstherapie seit ihrer Entstehung auseinandersetzen musste – keine leichte Aufgabe.

Im Denkschema des Behaviorismus führte dies meist zu der Überlegung, welche Verstärkungsmechanismen bei derartigen Problemen vorliegen könnten, oder anders gesagt: worin die »Belohnung« einer Symptomatik bestehen könnte. Denken wir zurück an den Studenten im Hörsaal – hier war das Nachlassen der Angst durch Verlassen des Raums das belohnende Element. Die Folge: mehr Vermeidung, mentale Fokussierung auf Möglichkeiten, schnell wegzukommen, stärkere Angst. Scheint dieses Denkschema hier noch halbwegs plausibel anwendbar zu sein, gelingt dies nicht mehr ganz so leicht bei Störungen, die augenscheinlich nur Nachteile mit sich bringen. Was hat ein Mensch davon, sich die Arme zu ritzen, weil er oder sie sich für einen abscheulichen Menschen hält? Worin liegt die »Belohnung«, sich obsessiv in die Idee hineinzusteigern, eines Tages in der Zukunft urplötzlich eine pädophile Neigung entwickeln zu können, und in ständiger Angst vor diesem hypothetischen Ereignis zu leben? Lässt sich so etwas noch mit Konditionierungsprozessen erklären?

Die Lösung dafür, wie man die bewährten Erklärungsmodelle auf scheinbar Unpassendes anwenden kann, lag für die Verhaltenstherapie der ersten Welle im Zulassen einer größeren kreativen Freiheit bei der Hypothesenbildung. Denn ein Verstärker ist ja nicht nur eine Futterpille beim Tauben-Pingpong, sondern kann in der Theorie ganz unterschiedliche Formen annehmen. Lässt man seiner Fantasie freien Lauf, könnte man z.B. hypothetisch annehmen, dass unerträgliche Lebensdinge nicht mehr wahrgenommen werden müssten, wenn der Verstand durch eine psychische Symptomatik abgelenkt wird. Oder dass man durch die Rolle als psychisch Erkrankter aus einer belastenden Verpflichtung entlassen wird, der man sich sonst niemals entziehen könnte. Oder dass einer psychischen Störung die Funktion innewohnen kann, eine eigentlich zerbrochene Ehe zusammenzuhalten, indem der Partner durch den moralischen Druck zur Fürsorge von einer Scheidung abgehalten wird. Durch die Akzeptanz dieses Grads an Spekulation entfernte sich die Verhaltenstherapie von ihren philosophischen Wurzeln – der Fokussierung auf das klar Messbare. Der Begriff, der oft für solch komplexe Verstärkungsmechanismen verwendet wird, lautet »Funktionalität«. Und die Methode zur Analyse eines klinischen Falls heißt »Funktionsanalyse«. Hier gibt es unterschiedliche Schemata, die einem helfen sollen, die Fülle an Informationen sinnvoll zu ordnen. Das wohl bekannteste hat einen etwas merkwürdigen Namen: »SORCK« (oder auch »SORKC«). Die Buchstaben stehen für die einzelnen Teile der Analyse. Hier eine Übersicht:

Stimulus

Hier wird der unmittelbare Auslöser für das »Problemverhalten« festgehalten, wie etwa die Glocke in Pawlows Labor, der plötzliche Gedanke: »Kann ich mir zu 100% sicher sein, dass ich beim Autofahren nicht jemanden überfahren habe, ohne es zu merken?«, oder die geäußerte Beleidigung »Du feige Sau!«, auf die Marty McFly im Filmklassiker »Zurück in die Zukunft« besonders stark reagiert. Man könnte auch von einem »Trigger« sprechen.

Organismusvariable

Diese Bezeichnung klingt erst mal ein wenig merkwürdig. Hier geht es darum, aufgrund welcher Umstände jemand durch den Stimulus getriggert wird, also um den persönlichen Hintergrund. Diese Frage ist meist schwerer zu beantworten, da die Erklärungen einen stärker hypothetischen Charakter haben. Notiert werden hier z. B. Charaktereigenschaften, Lernerfahrungen oder sogar medizinische Befunde.

Im Fall von Marty McFly könnte hier so etwas stehen wie »Erhöhte Sensibilität bezüglich der Anschuldigung fehlenden Mutes« oder auch »Grundüberzeugung: ›Ich darf niemals als Schwächling erscheinen‹«.

Reaktion

Nun geht es um die übliche Reaktion auf einen bestimmten Stimulus. Meistens ist es genau das, was in einer Verhaltenstherapie verändert werden soll. Für eine gute Übersicht ist dieser Abschnitt in vier verschiedene Reaktionsformen aufgeteilt: »kognitiv«, »emotional«, »physiologisch« und »Verhalten«. Wenn also der eigene Partner z. B. zwei Stunden nach Erhalt immer noch nicht auf die WhatsApp-Nachricht geantwortet hat (Stimulus), könnte eine Reaktion darin bestehen ...

... zu denken: »Ich bin ihm völlig egal« (kognitiv),

... einen Mix aus Frustration und Selbsthass zu empfinden (emotional),

... in den Supermarkt zu fahren, dort Unmengen an Süßkram mitzunehmen, zu Hause alles aufzuessen und anschließend wieder auszukotzen (Verhalten).

Wo der Bereich »physiologisch« abgeblieben ist? Der muss nicht immer dabei sein. Man verwendet ihn, wenn er sinnvoll erscheint.

Konsequenz

Auch wenn nach »S«, »O« und »R« des SORCK-Schemas nun eigentlich ein Thema folgen sollte, das mit »C« beginnt, geht es als Nächstes – im Deutschen nicht ganz buchstabengetreu – um »Konsequenz«. Gegenstand dieser Analyse sind die Folgen eines Verhaltens, also die Verstärkungsprozesse. Dabei wird oft eine spezielle Schreibweise verwendet:

C+ = positive Verstärkung
C- = Bestrafung
C+/ = negative Bestrafung
C-/ = negative Verstärkung

Weiterhin werden hier noch kurzfristige von langfristigen Konsequenzen abgegrenzt. Theoretisch hat ein Problemverhalten meist kurzfristig Vorteile irgendwelcher Art, langfristig allerdings üble Nachteile. Beispielsweise kann das Ausreißen der eigenen Haare kurzfristig ein Gefühl des Spannungsabbaus oder der Befriedigung zur Folge haben. Langfristig allerdings verschwinden nach und nach die Haare. Eine unmittelbare Belohnung wirkt oft stärker anziehend, als eine Bestrafung in ferner Zukunft abschreckend wirkt. Das kennen Sie ja vermutlich.

Kontingenz

Hier geht es darum, wie regelmäßig eine positive oder negative Konsequenz auf das Verhalten folgt. Wenn die Taube beim Pingpongspielen nur ganz selten mit einer Futterpille belohnt wird, wirkt das weniger verhaltensformend, als wenn dies häufiger geschieht. Die Bestimmung der Kontingenz wird in der Praxis auch gerne mal übersprungen.

Falls Sie nun Lust bekommen haben, sich als Verhaltenstherapeut auszuprobieren, können Sie ja mal Ihr eigenes »Problemverhalten« einer Funktionsanalyse unterziehen. Vielleicht ja Ihre Neigung, wichtige Dinge bis zum letzten Moment aufzuschieben und dadurch immer wieder in unangenehme Situationen zu geraten? Sie werden feststellen, dass eine Selbstanalyse oft gar nicht so einfach ist. Insbesondere die O-Variable bereitet häufig Kopfzerbrechen. Oder die Sache liegt zwar klar auf der Hand, aber ein Ansatz zur Veränderung ist schwer erkennbar. Hier ist dann etwas Kreativität gefragt.

FUNKTIONSANALYSE

STIMULUS		
ORGANISMUS-VARIABLE		
REAKTION	kognitiv	
	emotional	
	physiologisch	
	Verhalten	
KONSEQUENZ	kurzfristig	langfristig
	C+	C+
	C-	C-
	C+/	C+/
	C-/	C-/
KONTINGENZ		

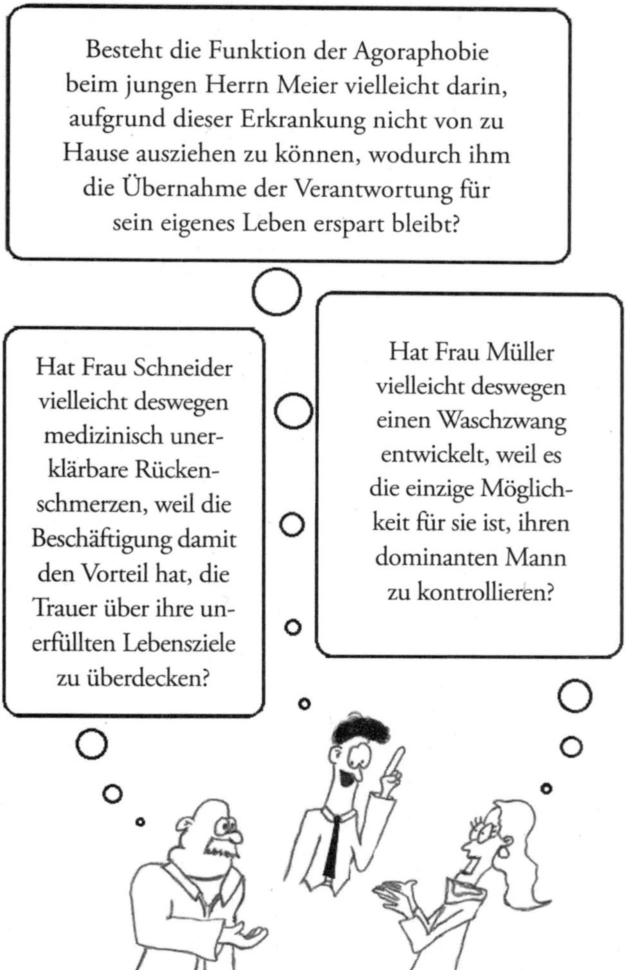
Besteht die Funktion der Agoraphobie beim jungen Herrn Meier vielleicht darin, aufgrund dieser Erkrankung nicht von zu Hause ausziehen zu können, wodurch ihm die Übernahme der Verantwortung für sein eigenes Leben erspart bleibt?
Hat Frau Schneider vielleicht deswegen medizinisch unerklärbare Rückenschmerzen, weil die Beschäftigung damit den Vorteil hat, die Trauer über ihre unerfüllten Lebensziele zu überdecken?
Hat Frau Müller vielleicht deswegen einen Waschzwang entwickelt, weil es die einzige Möglichkeit für sie ist, ihren dominanten Mann zu kontrollieren?

Verhaltenstherapeuten bei der »Intervision«, dem kollegialen Fachgespräch. Zuvor wurde noch heiß darüber diskutiert, ob eine Diät ein Defizit im Verhalten »Nahrungsaufnahme« darstellt oder einen Exzess im Verhalten »Nichtessen«.

Auch Verhaltenstherapeuten fällt es oft nicht leicht, ein Problem treffend zu analysieren. Zur gegenseitigen Unterstützung treffen sich die Behandler daher oft in sogenannten Intervisionsgruppen, in denen sie im kleinen Kreis interessante Therapiefälle besprechen. Und natürlich wird auch hier über die mögliche Funktionalität einer komplizierten Symptomatik diskutiert. Warum z. B. ist Herr Schmidt plötzlich so besessen von der Idee, während des Schlafens das Atmen vergessen zu können und in der Folge zu ersticken? So etwas führt oft zu abenteuerlichen Spekulationen.

Und bleibt in einer Verhaltenstherapie mal der Therapieerfolg aus, kam es schon hin und wieder vor, dass ein Therapeut die Ursache für das Scheitern aufseiten des Klienten vermutete – in Form versteckter Belohnungen für das Weiterbestehen der Symptomatik. Und hin und wieder soll auch schon dieser eine unheilvolle Satz gefallen sein, der klarstellen soll, dass das miserable Therapieergebnis auf keinen Fall an der Therapie selbst oder – Gott bewahre! – dem Therapeuten gelegen haben kann:

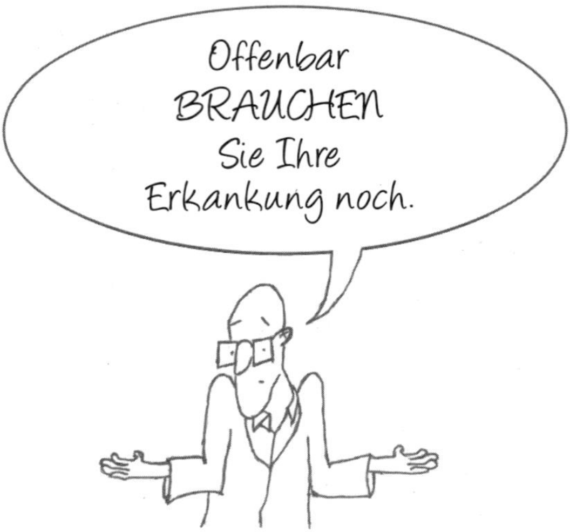

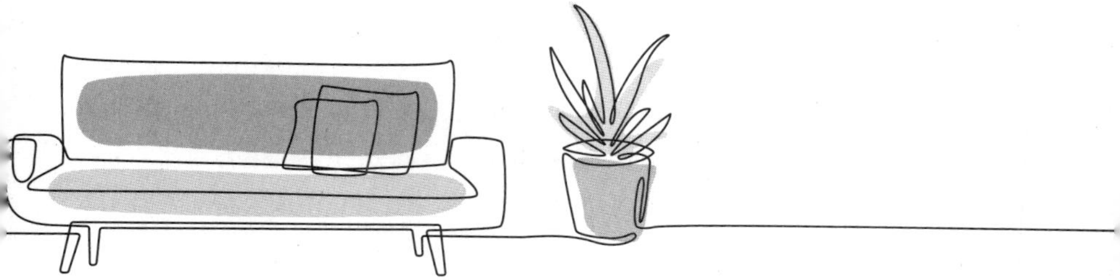

Die 2. Welle der Verhaltenstherapie

In den 70er-Jahren kam es zu einer philosophischen Revolution innerhalb der Verhaltenstherapie, die als »kognitive Wende« in die VT-Geschichte einging. Die revolutionäre Idee: Der Mensch denkt. Die Therapiemethoden der zweiten Welle zielten folglich darauf ab, das »gedankliche Verhalten« zu verändern – die Geburtsstunde der »kognitiven Therapie«.

Kognitive Therapie

Die Black Box wird geöffnet

Dass die Psyche des Menschen auch Gedanken beinhaltet, erscheint aus heutiger Sicht wie eine Banalität. Allerdings kann man den Protagonisten des Behaviorismus nicht vorwerfen, diese Offensichtlichkeit nicht bemerkt zu haben. Natürlich haben auch Forscher wie Watson oder Skinner gewusst, dass im Menschen mehr vorgeht als nur Konditionierungsprozesse. Es war halt eine Entscheidung mit bestimmten Vor- und Nachteilen, psychologische Forschung unter Beschränkung auf das klar Messbare zu betreiben. Immer wieder stieß man dabei allerdings auf Probleme, etwa bei der Planung positiver Aktivitäten im Rahmen der Behandlung einer Depression. Hier konnte man feststellen, dass eine eigentlich »positive« Aktivität von Klienten auch als gänzlich unangenehm erlebt werden kann. Ein Mensch kann z.B. die ganze Freude an einem gemeinsamen Abendessen mit Freunden verlieren, wenn er denkt, dass die ihn am liebsten gar nicht dabeihätten und ihn nur aus Höflichkeit eingeladen haben. Das muss überhaupt nicht der Wahrheit entsprechen – entscheidend für die Frustration ist nur, dass es subjektiv für wahr gehalten wird. Ohne sich mit der Gedankenwelt eines Menschen zu beschäftigen, ist es oft schwer, eine »Reaktion« auf einen »Reiz« zu verstehen.

Der zentrale Begriff der zweiten Welle der Verhaltenstherapie lautet »Kognition«. Im »Lehrbuch der Verhaltenstherapie« von Jürgen Margraf und Silvia Schneider taucht der Begriff über tausendmal auf. Führen Verhaltenstherapeuten ein Fachgespräch, dann dauert es oft keine Minute, bis einer »kognitiv« sagt. Die Bedeutsamkeit von Kognitionen für die moderne VT ist derart groß, dass sie heute kaum noch als simple »Verhaltenstherapie« bezeichnet wird, sondern als »kognitive

Verhaltenstherapie« bzw. KVT. Im englischsprachigen Raum: »cognitive behavioral therapy« bzw. CBT.

Aber was sind eigentlich »Kognitionen«? Verhaltenstherapeuten verstehen unter diesem Begriff nahezu alles, was im Kopf herumspukt: Gedanken, Vorstellungen, Überzeugungen, Ideen, Bewertungen, Vermutungen, Erinnerungen, Zukunftsprognosen, das Selbstbild, Fantasien, moralische Grundsätze, Lebensphilosophie, Informationsverarbeitung etc. Begriffe für die Inhalte unserer inneren Welt gibt es unzählige.

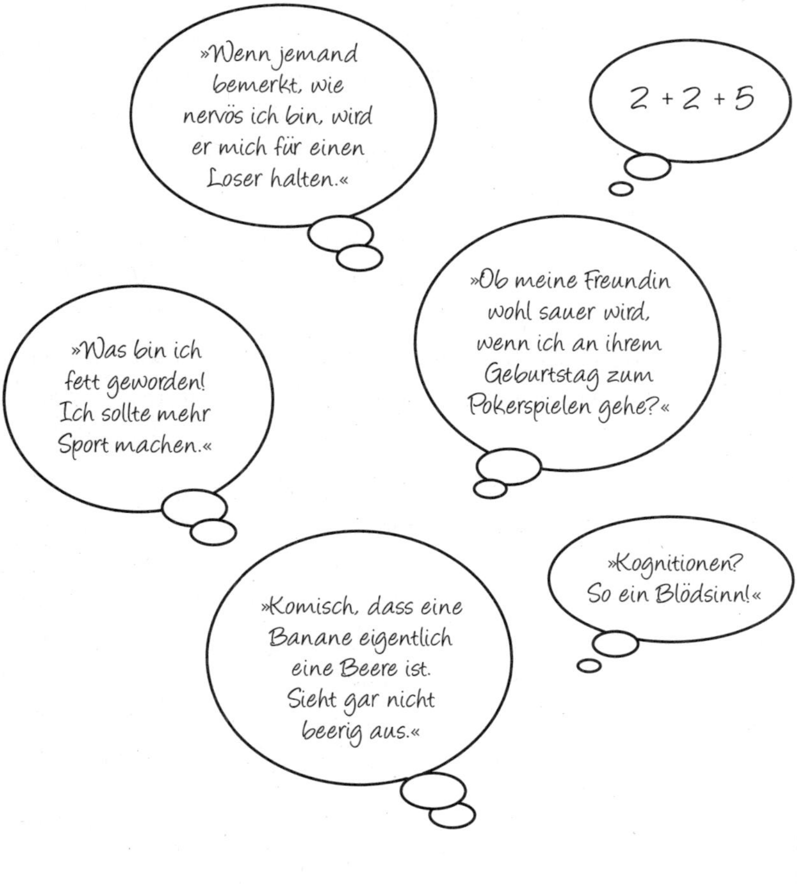

Meist werden Kognitionen zur besseren Veranschaulichung als ausformulierte Sätze dargestellt. Gemeint ist damit aber nicht, dass diese im realen Alltagsdenken auch auf diese Weise wahrgenommen werden. Wer hat schon den kompletten Satz im Kopf: »Ich gehe lieber nicht über die Schnellstraße, denn ich könnte von einem Auto überfahren werden«, während er auf dem Bürgersteig auf das Ampel-Grün für Fußgänger wartet? Dennoch kann dieser Gedanke Teil dessen sein, was unser intuitives Verhalten im Straßenverkehr steuert. Kognitionen finden nicht unbedingt als »innere Stimme« statt, vorgelesen wie von einem Hörbuch-Sprecher. Es sind mentale Ereignisse, von denen man vielleicht nur sagen kann, dass sie dem eigenen Erleben in einer unmittelbaren und nur schwer zu beschreibenden Weise begegnen. Für die Psychologie sind es vor allem hypothetische Konstrukte, die ein Verhalten erklären sollen. Die Existenz von Kognitionen kann man nicht wirklich beweisen, weswegen sie von Behavioristen auch nur wenig beachtet wurden. Allerdings würden die meisten Menschen auf Grundlage der eigenen Lebenserfahrung wohl intuitiv zustimmen, dass Gedanken existieren. Wer das bezweifelt, müsste erklären, wie er ohne Gedanken zu genau dieser Schlussfolgerung gelangt ist.

Für die Psychotherapie sind Kognitionen von großem Interesse, weil sie als Auslöser von Emotionen erachtet werden. Stimmen Sie dieser Ansicht zu? Lassen Sie uns ein wenig über dieses Thema philosophieren. Fragt man jemanden spontan nach seiner Meinung, wie eigentlich ein Gefühl entsteht, wird meist folgende Antwort vorgeschlagen: Gefühle entstehen im Gehirn. Das ist vermutlich richtig, insbesondere der Gehirnbereich »limbisches System« wird in der Neurowissenschaft oft mit Gefühlen in Zusammenhang gebracht. Aber ist das eine ausreichende Erklärung? Denn woher weiß das limbische System, dass es jetzt bitte einmal eine Dosis »Schamgefühl« produzieren soll?

Wann kommt es zu einer Emotion? Die Lebenserfahrung suggeriert, dass Gefühle meist vor, während oder nach bestimmten Ereignissen entstehen: Wut während oder nach einem Streit, Freude nach dem Erhalt eines Kompliments, Angst im Wartezimmer vor einer anstehenden Zahnbehandlung. Tatsächlich wirkt es so, als ob Ereignisse ganz direkt die jeweilige Emotion verursachten. Das drückt sich auch in der Sprache aus: »Meine Schwiegermutter hat mich am Wochenende zur Weißglut getrieben, *weil* sie wieder so gehässig war« oder »Ich war enttäuscht von meinem Freund, *weil* er mich nicht wie versprochen angerufen hat«. Entstehen Gefühle also direkt durch Ereignisse?

Diese Idee mag auf den ersten Blick plausibel erscheinen, erweist sich aber bei genauerer Betrachtung als unzureichend. Zum einen sind direkt stattfindende Ereignisse gar nicht notwendig, um Gefühle zu provozieren. Auch die Erinnerung an den Streit, das Kompliment, den Zahnarztbesuch, die Schwiegermutter oder den nicht erfolgten Anruf kann ausreichen, um sich entsprechend zu fühlen. Aber noch wesentlich entscheidender: Gefühle können auch durch Ereignisse ausgelöst werden, die überhaupt nicht in der Realität stattgefunden haben, also rein der Vorstellung entspringen. So kann beispielsweise eine Ehefrau rasende Eifersucht bei dem Gedanken empfinden, ihr Mann hätte eine Affäre mit der neuen Arbeitskollegin und die beiden vergnügten sich gerade im Hotelzimmer. Und allein die Fantasie im Vorfeld einer mündlichen Abschlussprüfung, im entscheidenden Moment einen Blackout zu erleiden und gnadenlos durchzufallen, kann bei Studenten Angst und Übelkeit erzeugen. Der Auslöser scheint hier eher etwas zu sein, was man gerne als »Kopfkino« bezeichnet – Vorstellungen über eine mögliche Realität.

Das letzte Puzzlestück unseres kleinen Gedankenspiels: Die gleichen Ereignisse können zu sehr unterschiedlichen Gefühlsregungen führen, je nachdem, wie man über diese denkt. Der eine fühlt sich nach dem völlig missglückten Tinder-Date frustriert, deinstalliert die App und meldet sich auf der Arbeit für eine Woche krank. Der andere erlebt keine fundamentalen inneren Zerwürfnisse, obwohl das Date identisch schlecht verlief, und verabredet sich fröhlich gleich mit der Nächsten. Das gleiche Ereignis – zwei verschiedene Reaktionen. Wie das? Es sieht so aus, als ob hier etwas Persönliches bei den jeweiligen Männern dafür gesorgt hat, dass sich anschließend völlig unterschiedliche Gefühle entwickelten. Aus Sicht der kognitiven Psychologie besteht das »Persönliche« hier darin, dass die beiden Männer das Missglücken ihrer Verabredung ganz unterschiedlich bewerten. Der letztlich Frustrierte interpretiert das Geschehene vielleicht als Beweis für die eigene Unzulänglichkeit und Unattraktivität und gibt sich selbst die Schuld für den negativen Verlauf. Vielleicht schlussfolgert er sogar daraus, auf dem Partnermarkt ganz generell völlig chancenlos zu sein. Der Gelassenere hingegen denkt sich vielleicht: »Entweder es passt bei Dates oder es passt nicht. Hier hat es halt nicht gepasst.« Oder er vergegenwärtigt sich, dass auch ihm vieles an der Dame nicht so gut gefallen hat, wie z. B. das ständige Überprüfen des eigenen Instagram-Accounts während des gemeinsamen Essens.

Die kognitive Theorie zur Entstehung von Emotionen lautet ganz allgemein etwa so: Der Mensch interpretiert ständig die Welt um sich herum. Ereignisse bekommen erst durch ihre Bewertung eine subjektive, persönliche Bedeutung. Und die entscheidet dann über Art und Intensität der ausgelösten Gefühle.

Ereignis → Bewertung → Emotion

In Hunderten Praxen kognitiver Verhaltenstherapeuten werden Sie das eingerahmte Zitat des antiken Philosophen Epiktet finden, der offenbar schon vor ca. 2000 Jahren auf diese Idee gekommen ist. Ein echter Klassiker verhaltenstherapeutischer Praxisraum-Dekoration.

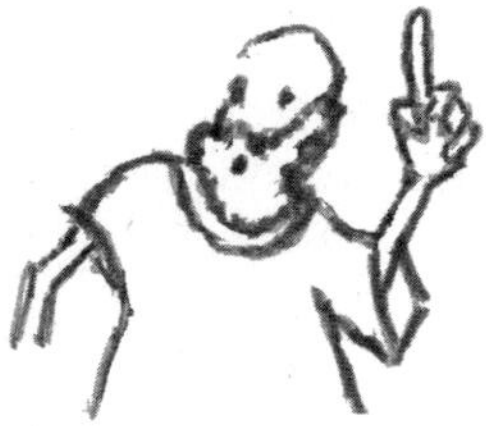

»Nicht die Dinge selbst beunruhigen die Menschen,
sondern ihre Vorstellungen von den Dingen.«
(Epiktet, 50-138 n. Chr.)

An dieser Stelle eine kurze Warnung zu einer häufigen Verwirrung, die bei Gesprächen über dieses Thema auftritt. In der deutschen Sprache ist es üblich, dass man Gedanken mit der Formulierung »das Gefühl haben« ausdrückt. Beispielsweise könnte jemand sagen: »Ich habe das Gefühl, dass es heute regnen wird.« Aus Sicht der kognitiven Psychologie ist das allerdings gar kein Gefühl, sondern eine Kognition (eine Meinung zur Entwicklung des Wetters). Eine Emotion kann sich allerdings noch dazumischen, z. B. wenn Sie Gäste zu einer Grillparty im Garten eingeladen haben und Sie sich nun angespannt und ängstlich fühlen, weil das Event durch den Regen ins Wasser zu fallen droht. Beim Analysieren der Zusammenhänge von Kognitionen und Emotionen ist diese Unterscheidung oft von Bedeutung.

Um zu verdeutlichen, wie verschiedene Bewertungen zu unterschiedlichen Gefühlen führen können, finden Sie im Folgenden einige Beispiele.

EREIGNIS	BEWERTUNG	EMOTION
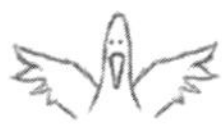 Vogel kackt auf Windschutzscheibe	»Das hat der doch mit Absicht gemacht. Fieses Biest!«	**WUT** auf den Vogel
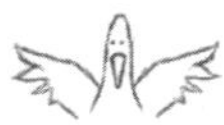 Vogel kackt auf Windschutzscheibe	»Sogar die Vögel scheißen auf jemanden wie mich.«	**WUT** auf sich selbst
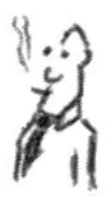 Arbeitskollege grüßt nicht	»Der mobbt mich. Wird mein Arbeitstag jetzt zur Hölle?«	**ANGST**
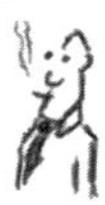 Arbeitskollege grüßt nicht	»Hat mich nicht gesehen.«	Keine emotionale Reaktion
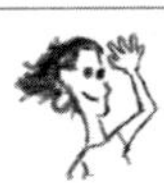 Hübsche Frau lächelt	»Die steht auf mich.«	**FREUDE**
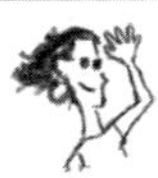 Hübsche Frau lächelt	»So eine wird sich nie für mich interessieren. Bloß nicht hinsehen, sonst wird's peinlich.«	**ANGST** **SCHAM**
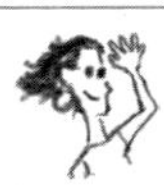 Hübsche Frau lächelt	»Ich brauch noch Butter, Milch, Frischkäse, und später muss ich dann noch zur Post.«	Keine emotionale Reaktion

Was haben Kognitionen nun mit psychischen Problemen bzw. Psychotherapie zu tun? Eine damals neue wegweisende Idee über den Zusammenhang zwischen dem eigenen Denken und Depression wurde 1963 vom US-amerikanischen Psychiater und Psychoanalytiker Aaron T. Beck in der Zeitschrift »Archives of General Psychiatry« veröffentlicht.[17] Und was für eine Ironie: Ausgerechnet ein Psychoanalytiker steuert diejenige Idee bei, welche die Verhaltenstherapie in ihre nächste Entwicklungsphase katapultiert. Der zentrale Gedanke seiner Theorie ist, dass bei Depression eine Denkstörung besteht. Durch diese Denkstörung interpretiert der Mensch die Geschehnisse um sich herum auf verzerrte Art und Weise – ganz automatisch und ohne dass er dies bemerkt. In seiner persönlichen Konstruktion der Wirklichkeit ist er dann ein ständiger Versager, das eigene soziale Umfeld scheint nur aus feindseligen Menschen zu bestehen, und die subjektive Zukunftsprognose: eine endlose Kette an Frustration. Beck nannte das die »kognitive Triade der Depression«.

Kennen Sie die »Peanuts« von Charles M. Schulz? Diese Cartoons sind eine wahre Fundgrube an Beispielen Beckscher Denkverzerrungen. In einer der Geschichten sieht man z. B. Charlie Brown, der sich hinter einem Baum versteckt und zwei Mädchen beobachtet. Er sieht, wie diese sich fröhlich unterhalten, steht aber zu weit weg, um das Gespräch zu hören. Sein erster Gedanke: »Ich wette, diese Mädchen reden über mich. Was sie wohl über mich sagen?« Auf dem Nachhauseweg geht die Grübelei weiter: »Mann! Ich hab mich so gut gefühlt. Jetzt bin ich ganz deprimiert.« Zum Schluss das Finale des Gedankengangs: »Warum muss mir immer jemand den Tag verderben?!«

Wie könnte man das beschreiben, was Charlie Brown hier macht? Vielleicht so: Obwohl er nicht hört, worüber die Mädchen reden, hat er dennoch keine Zweifel, dass es um ihn geht. Weiterhin geht er automatisch davon aus, in diesem Gespräch eine negative Rolle zugewiesen zu bekommen. Sein Denken spiegelt seine Erwartungen wider, nicht unbedingt die Realität. Er steigert sich in seine Grübelei hinein und bemerkt nicht, dass es sein eigenes Denken ist, das ihm gerade den Tag verdirbt. In der Begrifflichkeit von Beck hieße so etwas übrigens »willkürliches Schlussfolgern« oder »Gedankenlesen«. Beck beobachtete über viele Jahre das Denken seiner depressiven Patienten und kategorisierte typische Denkfehler.

Da gibt es z. B. »Abwertung des Positiven«. Das ist, wenn Sie sich beweisen wollen, was Sie doch für ein Versager sind. Der Trick besteht darin, sich vollständig und exklusiv auf diejenigen Dinge zu konzentrieren, die im eigenen Leben weniger gut laufen. Das hingegen, was man gut oder sogar ausgezeichnet hinbekommt, wird als etwas völlig Unbedeutendes erachtet, das nicht der Rede wert wäre. Das würde ja jeder schaffen. Da hatten Sie nur Glück. Wenn Sie alles richtig gemacht haben, dann fühlen Sie sich gleich ein bisschen wertloser.

Der Trick bei »Personalisierung« ist es, die Ursache von Ereignissen immer allein bei sich selbst zu sehen – natürlich nur bei den negativen. Dass Ihr Chef unfreundlich zu Ihnen ist, ist selbstverständlich ganz allein Ihre Schuld. Beispielsweise deswegen, weil Sie ihn durch Ihre unsympathische Ausstrahlung dazu provozieren und er dann gar nicht anders kann. Dass Ihr Chef zu jedem anderen im Betrieb ebenfalls unfreundlich ist und als mieser Choleriker gilt, müssen Sie allerdings verdrängen, wenn Sie sich mit »Personalisierung« ein wenig quälen wollen.

Sie haben Ihre eigenen Denkfehler noch nicht entdeckt? Dann schauen Sie doch mal auf den folgenden Seiten, was es da sonst noch alles gibt.

KOGNITIVE FEHLER

(nach Beck)

Schwarz-Weiß-Denken Dinge werden in eine von zwei gegenteiligen Kategorien eingeteilt, z. B. »voller Erfolg« vs. »völliges Versagen«, »echter Kerl« vs. »Schwächling«.	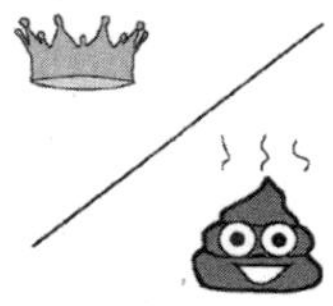
Abwertung des Positiven Eigene Erfolge werden nicht gezählt, sondern als Selbstverständlichkeiten abgewertet. Die Dinge, die nicht gut laufen, zählen dafür doppelt und dreifach als Beweis der eigenen Unzulänglichkeit.	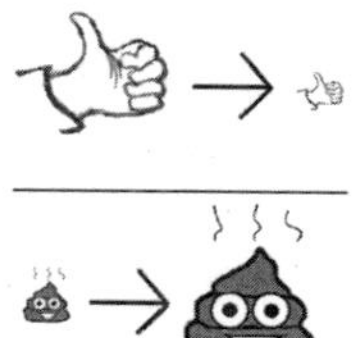
Mentales Filtern Ein einzelnes Detail wird mit besonderer Aufmerksamkeit betrachtet. Anderes wird ausgeblendet. Trotz großem Applaus: »Während meines Vortrags sind zwei Personen gegangen. Mein Vortrag war also stinklangweilig.«	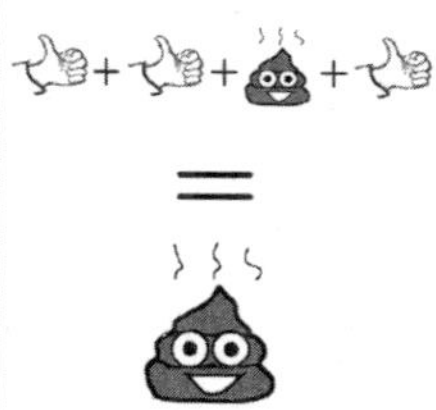
Katastrophisierung Deutliche Überschätzung der Folgen eines Ereignisses. »Wenn jemand meine Ängste bemerkt, werde ich in die Psychiatrie zwangseingewiesen. Ich werde das Sorgerecht für meine Kinder verlieren.«	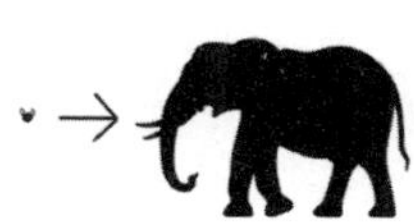

Übergeneralisierung Aus einem einzelnen Ereignis werden unzulässige Schlussfolgerungen gezogen: Ein Flirtversuch ist gescheitert. → »Ich werde niemals eine Frau finden.«	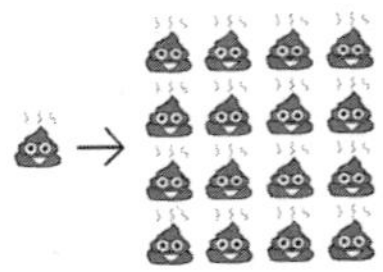
Willkürliches Schlussfolgern Fixierung auf eine ganz bestimmte Interpretation eines Geschehens, ohne Alternativen zu bedenken: Der Partner möchte keinen Sex. → »Er ekelt sich vor mir und ist nur noch aus Mitleid mit mir zusammen.«	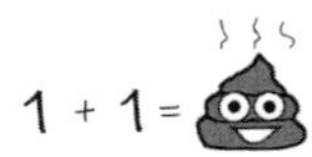
Etikettierung Selbstzuweisung stark verallgemeinernder Begriffe: Prüfung nicht bestanden. → »Ich bin ein Versager.«	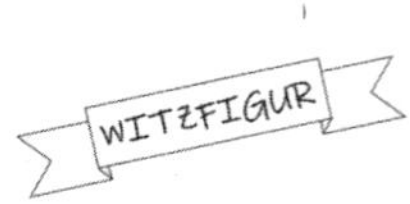
Personalisierung Die Ursache für Ereignisse wird allein in der eigenen Person gesehen. Andere Einflüsse werden ausgeblendet: Der Chef ist unfreundlich. → »Ich provoziere ihn dazu.«	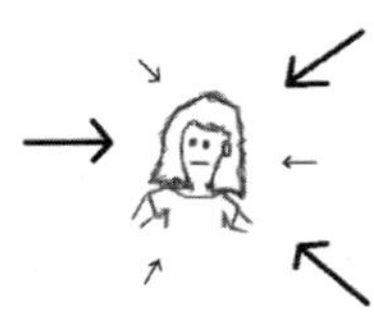
Emotionale Beweisführung Die eigenen Gefühle werden als Beweis für die Richtigkeit einer Annahme gesehen. → »Ich habe Angst, also bin ich objektiv in Gefahr.«	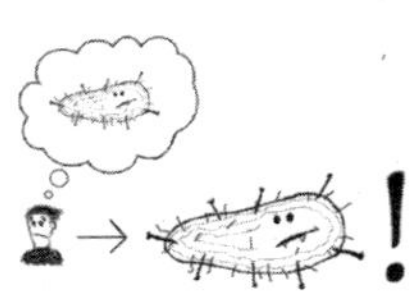

Ein ähnlicher Ansatz, depressive Denkmuster zu klassifizieren, stammt vom US-amerikanischen Psychologen Martin Seligman. Vielleicht erinnern Sie sich noch an ihn – seine Aversion gegen Sauce béarnaise war im Kapitel zur Aversionstherapie ein Thema. Bei Seligmans Überlegungen geht es um die Frage, wie sich Menschen persönliche Fehlschläge erklären, also darum, welche Faktoren genau sie als Ursache für das Nichtgelingen ansehen. Der psychologische Fachbegriff hierfür lautet »Attribution«. Solche persönlichen Erklärungen können in der Regel auf unterschiedlichen Dimensionen erfolgen, wie im Folgenden dargestellt wird:

1. internal oder external
2. stabil oder variabel
3. global oder spezifisch

INTERNAL	EXTERNAL
»Internal« zu attribuieren bedeutet, die Ursache eines Ereignisses in der eigenen Person zu sehen. Beispielsweise, dass es Ihre eigene Schuld ist, wenn die hübsche Nachbarin nach dem ersten Date mit Ihnen die Facebook-Freundschaft auflöst und auf Nachrichten nicht mehr reagiert.	»External« zu attribuieren bedeutet, die Ursache eines Ereignisses in äußeren Umständen zu sehen. Beispielsweise, dass es am schlechten Charakter Ihrer Nachbarin liegt, dass diese nach dem ersten Date kein zweites mehr möchte. Und das, obwohl Sie doch an dem Abend alles richtig gemacht haben. Was denkt die sich eigentlich, wer sie ist?!

STABIL	VARIABEL
Eine »stabile« Attribution liegt vor, wenn die Ursache eines Ereignisses als zeitlich überdauernd betrachtet wird. Das wäre z. B. der Fall, wenn Sie annehmen, dass Ihnen auch ein zweites oder drittes Date mit Ihrer Nachbarin nicht helfen würde, deren Herz zu erobern. Dass Sie in deren Augen wohl einfach grundsätzlich nicht interessant genug sind und niemals eine Chance bei ihr haben werden.	»Variabel« zu attribuieren heißt, die Ursache eines Ereignisses in einem vorübergehenden Umstand zu sehen. Was haben Sie sich auch dabei gedacht, beim Date mit der Nachbarin stundenlang über die chemische Beschaffenheit der Erdkruste und deren Bedeutsamkeit für die gobale Plattentektonik zu referieren? Wenn Sie nun zu sich sagen: »Okay, das hab ich diesmal wirklich verbockt, aber bei der nächsten Verabredung läuft es besser«, dann attribuieren Sie die Ursache für den Misserfolg als »variabel«, genau genommen als »internal-variabel«. Sie sind schuld, aber es hätte ja auch anders laufen können. »External-variabel« wäre die Idee, dass es deswegen nicht gut lief, weil Ihre Verabredung heute in komischer Stimmung war. Was immer es auch gewesen sein mag – jedenfalls hatte es nichts mit Ihnen zu tun.

GLOBAL	SPEZIFISCH
»Global« ist eine Attribution dann, wenn die Ursache eines Ereignisses nur vage erfasst wird. Vielleicht ist es ja nicht nur diese eine Nachbarin. Denken Sie z. B.: »Ich bin zu unattraktiv für jede Frau auf dieser Welt«, dann ist das eine globale Attribution. Es findet keine Form der Differenzierung statt. Schieben Sie noch hinterher: »Das war schon immer so und wird für immer so sein«, dann ist die Attribution global, stabil sowie internal.	Eine »spezifische« Attribution identifiziert die Ursache für ein Ereignis klar und deutlich. Dass Sie bereits erkannt haben, Ihr Date durch langweilige naturwissenschaftliche Monologe vergrault zu haben, ist sehr spezifisch. Diesmal hatten Sie keinen Fan der Thematik vor sich. Aber Sie wissen, dass es da draußen auch Frauen gibt, die Ihre Fachkenntnisse über die Erdkruste zu schätzen wissen.

Wer also die Unerfreulichkeiten des Lebens internal, stabil und global attribuiert, ist dem Modell von Seligman zufolge gefährdet, eine Depression zu entwickeln. Das Denkmuster: Es liegt an einem selbst, ändern wird sich wohl auch nichts, und wie man es hätte besser machen können, lässt sich auch nicht so genau sagen. Seligman bezeichnete so etwas als »erlernte Hilflosigkeit«. Damit ist der Eindruck gemeint, gar nichts dagegen tun zu können, vom Leben eine Ohrfeige nach der anderen zu kassieren. Ähnlichkeiten zu den Beckschen Denkfehlern werden Ihnen vielleicht aufgefallen sein: Was hier »internale Attribution« heißt, ist bei Beck die »Personalisierung«. Und die Becksche »Übergeneralisierung« ähnelt der Attribution eines Übels als »global« und »stabil«.

Aber was passiert nun in einer kognitiven Psychotherapie? Wie kriegt man diese lästigen Denkfehler und selbstwertschädigenden Attributionen aus dem Kopf? Bevor wir uns diesem Thema genauer zuwenden, sollten Sie vorher noch einen weiteren Pionier der kognitiven Therapie kennenlernen: Albert Ellis. Er gilt als einer der einflussreichsten Psychotherapeuten des 20. Jahrhunderts. Genau gesagt gilt er als der zweiteinflussreichste, wie eine Umfrage aus dem Jahr 1982 feststellte.[18] Als einflussreichster Psychotherapeut wurde in dieser Studie übrigens nicht etwa Sigmund Freud gekürt, wie man angesichts dessen Bekanntheit vielleicht vermuten könnte. Dieser musste sich mit dem dritten Platz begnügen. Gewinner ist hier Carl Rogers, der Begründer der »klientenzentrierten Psychotherapie«, dessen Art der Gesprächsführung auch von vielen Verhaltenstherapeuten adaptiert wurde.

Die kognitive Therapie von Albert Ellis trug 1957 zunächst den Namen »Rationale Therapie«, später »Rational-Emotive Therapie« und ist heute in finaler Version als »Rational-Emotive Verhaltenstherapie« (REVT) bekannt. Die REVT sieht die Ursache emotionalen Leidens vor allem in »dogmatischen Forderungen« an sich selbst, andere Menschen oder das Schicksal an sich.

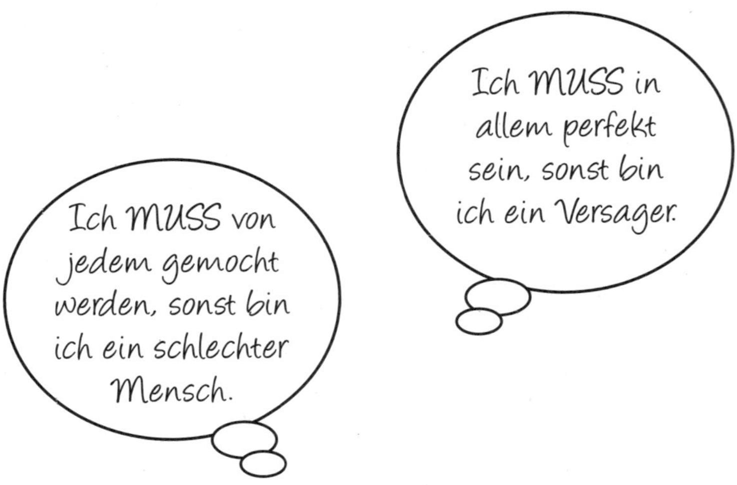
Ich MUSS von jedem gemocht werden, sonst bin ich ein schlechter Mensch.
Ich MUSS in allem perfekt sein, sonst bin ich ein Versager.

Ellis verwendete eine kuriose Bezeichnung für derartige Dogmen: »Musturbations«. Gemeint ist damit ein rigides, unflexibles Denken in der

Form »I must ...«, »Others must ...« oder »Things must be that way«. Sie können sich sicher denken, dass über diese Wortschöpfung bereits in unzähligen Psychologie-Hörsälen ausgiebig gekichert wurde.

Ein solches Denkmuster ist natürlich nichts, wovon man auf einer Cocktailparty erzählt. Nach Auffassung der REVT sind sich Menschen meist gar nicht dessen bewusst, wenn sie ihr Leben nach einem solchen Grundsatz ausrichten. Dennoch spüren sie die emotionale Belastung in Situationen, in denen das »Ich muss« auf ein »Geht aber nicht« stößt.

Vielleicht grübeln Sie ja gerade darüber nach, ob auch Ihr eigenes Leben von einer dogmatischen Forderung beeinflusst wird. Ein Weg, dies herauszufinden, besteht z. B. darin, sich mit den eigenen Hemmungen zu beschäftigen. Was für Gedanken sind damit verbunden? Wie »begründet« die eigene Psyche, dass ein weniger gehemmtes Verhalten nicht möglich wäre? Nehmen wir als Beispiel noch einmal die Hemmung, Bitten abzulehnen. Falls Ihnen das schwerfällt, dann können Sie sich ja mal die Frage stellen, warum das so ist. Dabei kann es hilfreich sein, sich lebhaft eine Situation vorzustellen, in der Sie jemand dringend um eine Sache bittet, die Sie unter keinen Umständen machen wollen. Sagen Sie der Person in Ihrer Vorstellung ganz klar, dass Sie das nicht machen werden. Wenn Sie in diese Fantasie gut eintauchen können, dann spüren Sie womöglich die emotionalen Auswirkungen, vielleicht ein Gefühl der Schuld oder auch etwas anderes. Gefühle sind hilfreich, weil Sie ein guter Wegweiser zu den schwieriger zu greifenden Gedanken sein können. Glauben Sie vielleicht, dass Sie mit dem Ablehnen der Bitte unmoralisch gehandelt haben? Falls ja – gemessen an welchem moralischen Grundsatz? Oder befürchten Sie vielleicht, dass der andere Sie nun weniger mag? Mit welcher Konsequenz? Und wäre das völlig inakzeptabel? Die Beschäftigung mit Fragen wie diesen ist ein zentraler Teil von REVT. Das Ziel: die Verringerung emotionalen Leids durch Veränderung eigener Sichtweisen.

Shame Attack

Die Banane an der Hundeleine

Was würden Sie wohl denken, wenn Sie in der Stadt einem Mann oder einer Frau begegneten, der oder die mit weit nach oben ausgestreckten Armen herumläuft? Jemand mit einem ungewöhnlichen orthopädischen Problem? Oder vielleicht der neueste Trend auf TikTok? Ihr erster Gedanke wäre vermutlich nicht, dass hier jemand gerade eine REVT-Übung namens »shame attack« durchführt, obwohl genau dies tatsächlich die richtige Antwort sein könnte. Bei dieser Psychotherapiemethode geht es nämlich darum, sich auf irgendeine Weise komisch zu benehmen und dadurch Aufmerksamkeit auf sich zu ziehen. Das Ziel: Verringerung von sozialen Hemmungen durch Konfrontation mit Peinlichkeit.

Ein weiterer »shame attack«-Klassiker ist es, eine Banane an einer Hundeleine hinter sich herzuziehen – so, als wäre da jemand beim Verlassen des Hauses wohl etwas zerstreut gewesen, und in der Obstschale liegt vielleicht stattdessen jetzt ein Pudel. Gerüchten zufolge soll man in der Nähe vom Albert Ellis Institute in New York auch heute noch gute Chancen haben, Menschen mit angeleinten Bananen zu entdecken. Auch wenn das Früchte-Gassi gerne als sinnbildliche Peinlich-Übung angeführt wird, fällt sie vielen Menschen doch leichter, als es den Anschein hat. Der Grund dafür mag sein, dass man bei dieser Übung eher als jemand eingeschätzt wird, der gerade eine lustige Aktion veranstaltet, denn als jemand, der ein skurriles psychisches Problem offenbart. Mancher mag denken, dass die Szene vermutlich gerade von Freunden des Leinenhalters gefilmt wird und später irgendwo im Netz zu sehen ist. Auf diese Weise wahrgenommen zu werden, erscheint vielen Menschen akzeptabel und erzeugt relativ wenig Scham.

Ein stärkeres Gefühl der Peinlichkeit entsteht dann, wenn jemand mit hoher Wahrscheinlichkeit damit rechnen muss, bei Beobachtern einen Eindruck zu hinterlassen, der ihm selbst äußerst unangenehm wäre. Haben Sie vielleicht eine Idee, was das bei Ihnen selbst sein könnte? Tatsächlich kann auch die Bananenübung eine nahezu unüberwindbare Schamhürde darstellen – nicht wegen der Banane, sondern allein wegen der Aufmerksamkeit. Hier wird dann meist gefürchtet, dass etwas Bestimmtes an der eigenen Person negativ auffallen könnte, vielleicht ja der als »unnatürlich« empfundene Gang oder ein körperliches Merkmal, das man an sich nicht leiden kann. In diesem Fall wäre es dann egal, ob man in der Fußgängerzone Obst ausführt, ein T-Shirt mit provokantem Aufdruck trägt oder den Song »Poker Face« von Lady Gaga performt.

»Shame attack«-Übungen wollen das Bewusstsein für ein paar bestimmte Dinge schärfen. Zum einen dafür, dass es aushaltbar ist, von Menschen nicht gemocht, nicht respektiert oder gar als lächerlich empfunden zu werden. Insbesondere natürlich, wenn es sich hier um Unbekannte handelt, die man in seinem Leben niemals wiedersehen wird und deren Urteil keinerlei praktische Auswirkung auf die eigene Zukunft hätte. Zum anderen dafür, dass andere Menschen dem eigenen sonderbaren Verhalten weniger Aufmerksamkeit schenken, als es die eigene Fantasie suggerieren mag. Leute sind häufig mit eigenen Dingen beschäftigt – spätestens beim Eingang der nächsten WhatsApp-Nachricht ist das Gesehene meist schon halb vergessen. Und darüber hinaus kann mit so einer Aktion geübt werden, die eigene Komfortzone zu verlassen und mehr Freiheit im Handeln zu gewinnen. Wer im Park als Zauberer verkleidet dilettantisch Kartentricks präsentiert und den Spott der Zuschauer über sich ergehen lässt, dem wird es vermutlich künftig leichter fallen, auch im persönlichen Alltag mal anzuecken.

Über Albert Ellis gibt es übrigens eine Anekdote, die er selbst immer wieder in Interviews anbrachte und die den Erfolg der Methode veranschaulichen soll. In dieser Geschichte erprobt Ellis seine eigenen Theorien an sich selbst, um ein persönliches Problem zu lösen. In seinen jungen Jahren, also im New York der 1920er-Jahre, habe er sehr unter seiner Schüchternheit gegenüber Frauen gelitten. Sein Ansatz zur Selbsttherapie sei es gewesen, sich zu zwingen, auf Besucherinnen des Botanischen Gartens in der Bronx zuzugehen und sie nach einem kurzen Small Talk zu einer Tasse Kaffee einzuladen. Der Geschichte zufolge habe er im Lauf der Zeit etwa 130 Frauen angesprochen, woraus sich allerdings nur eine einzige Verabredung zum Kaffee ergeben habe. Tragischerweise sei noch nicht einmal diese dann tatsächlich erschienen. Die Bilanz allerdings sei dennoch positiv ausgefallen, denn die eigenen Hemmungen hätten sich durch diese Radikalkur deutlich reduziert. Es wird wohl für immer ein Geheimnis bleiben, ob diese Geschichte tatsächlich stimmt oder es eher darum geht, Klienten zu motivieren, ihre Bananen auszuführen.

Falls Sie nun schon mit den Hufen scharren, um sich endlich nach Herzenslust in peinliche Situationen zu stürzen, hier ein paar Anregungen. Der im Folgenden dargestellte Trimm-dich-Pfad der Scham bietet sowohl Aufwärmübungen für Beginner als auch Master-Challenges für Hartgesottene. Fühlen Sie sich frei, diesen Ausbruch aus der Komfortzone noch durch eigene kreative Einfälle zu perfektionieren.

Laufen Sie mit geöffnetem Regenschirm durch die Stadt, während die Sonne scheint. Extraschwer: mit aufgespanntem Schirm durch den Supermarkt.

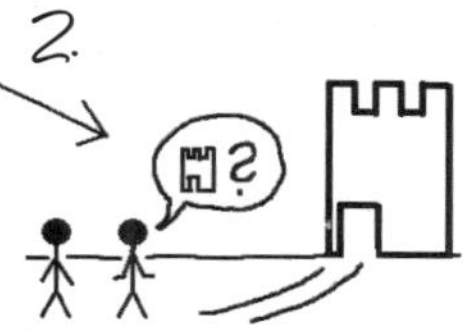

Fragen Sie jemanden, wo sich ein bestimmtes Gebäude befindet, während Sie direkt davor stehen. Oder fragen Sie alternativ nach der Uhrzeit, während Sie Ihr Handy sichtbar in der Hand halten.

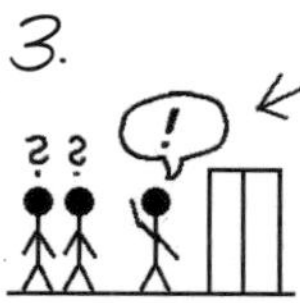

Sie stehen im Fahrstuhl eines Kaufhauses oder sonstigen Gebäudes und rufen bei Ankunft auf jeder Etage die jeweilige Nummer aus. Extraschwer: Sie stehen verkehrt herum, sind also nicht der Tür, sondern den anderen Fahrgästen zugewandt.

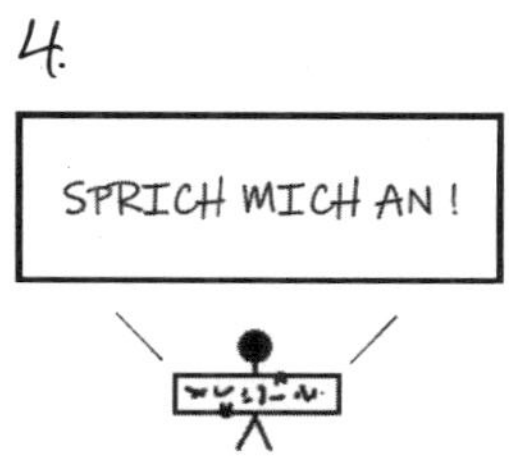

Sie stehen mit einem großen Schild auf einem belebten öffentlichen Platz. Die Betextung bestimmt nun den Schwierigkeitsgrad. Ein leeres Schild für Beginner, die aufgeschriebene Offenbarung einer persönlichen Schwäche für Fortgeschrittene.

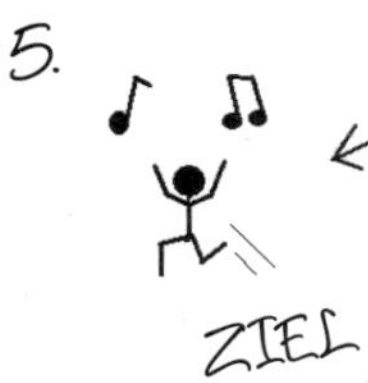

Performen Sie die Choreografie aus dem Musikvideo »Praise You« von Fatboy Slim in einem nahegelegenen Einkaufszentrum Ihrer Wahl.

ABC

Das Einmaleins der kognitiven Therapie

Viele Verhaltenstherapeuten benutzen für die kognitive Therapie Arbeitsblätter, die mit »A,« »B« und »C« beschriftet sind. Dieses System kommt aus der REVT von Albert Ellis. »A« steht dabei für »activating event« oder »adversity« und wird auf Deutsch oft mit »Auslöser« übersetzt. »B« bedeutet »belief«, auf Deutsch üblicherweise »Bewertung«. Nun wird es mit der buchstabengetreuen Übersetzung etwas knifflig, denn das »C« steht für das englische »consequence«. Falls Ihnen das bekannt vorkommt – es ist das kognitive Modell zur Entstehung von Emotionen, das Sie bereits kennengelernt haben.

A	B	C
Auslöser	Bewertung	Emotionale Konsequenz

Der erste Schritt beim Ausfüllen des Arbeitsblattes besteht darin, im Alltag auf belastende Gefühle zu achten. Nicht alles ist gleichermaßen relevant. Es geht hier um Empfindungen, die mit demjenigen Problem zusammenhängen, das durch die kognitive Therapie verändert werden soll. Vielleicht ja eine leichte Kränkbarkeit, wegen der schon einige Freundschaften auf tragische Weise endeten. Oder eine Beklommenheit beim Verlassen der eigenen Wohnung, die man sich auf Anhieb kaum erklären kann. Die exakte Benennung eigener Emotionen ist oft schwerer, als man denkt. Wo es dem einen völlig klar ist, dass er gerade wütend, traurig oder ängstlich ist, können andere nur vage angeben, sich gerade »angespannt« oder »unwohl« zu fühlen.

Hier kann es helfen, sich auf den Handlungsimpuls zu konzentrieren, den man im kritischen Moment verspürt. Ist es z. B. der sehnsüchtige Wunsch, den Vordrängler an der Supermarkt-Wursttheke in aller Deutlichkeit auf seinen Platz zu verweisen, ist das ein guter Hinweis, dass »Ärger« bzw. »Wut« das infrage stehende Gefühl sein könnte. Hier also dann die entsprechende Eintragung unter »C«. Der Auslöser »A« lässt sich meist leichter identifizieren. Vielleicht war es ja der Moment, als der ältere Herr mit Schnurrbart sich an der Theke neben Ihnen positionierte und auf die Frage »Wer kommt als Nächstes?« schnell eine umfassende Bestellung aufgab – schuldbewusst bemüht, jeden Blickkontakt mit Ihnen zu vermeiden.

Der nächste Schritt besteht darin, die Bewertung zu identifizieren, die zu dieser Emotion führte. Wie denken Sie über das, was gerade geschehen ist? Welche Idee kam Ihnen in den Sinn, aus welchem Grund sich z. B. eine andere Person auf eine bestimmte Weise verhalten haben könnte? Dieser Punkt ist üblicherweise besonders schwer. Vor allem dann, wenn das Gefühl zum Zeitpunkt der Protokollierung bereits wieder abgeklungen ist. Die entscheidenden Gedanken lassen sich am besten genau dann erfassen, wenn die Emotion gerade heiß in Ihnen brodelt. Menschen mit lebhafter Fantasie haben hier eindeutig Vorteile.

Nehmen wir an, Charlie Brown würde nach seinem Erlebnis im Park ein ABC-Protokoll ausfüllen. Das könnte dann z. B. so aussehen:

A Auslöser	B Bewertung	C Emotionale Konsequenz
Mittwoch, 10. Oktober. Mädchen machen sich über mich lustig.	Jeder denkt, dass ich ein Vollidiot bin. Es ist einfach alles zum Kotzen!	100% Frustration. Völlig deprimiert.

Beachten Sie, dass der Auslöser hier bereits eine Bewertung enthält: nämlich, dass sich die Mädchen über ihn lustig gemacht hätten. Eine neutralere Eintragung wäre hier z. B.: »Sehe, wie sich zwei Mädchen im Park unterhalten«, was dann unter »B« als Lästerei bewertet werden könnte. Das ABC erlaubt es also, verschiedene Startpunkte bei der Analyse zu wählen. Wer es ganz genau haben will, kann die Bewertung auch noch in die folgenden drei Bereiche aufteilen.

Persönliche Wahrnehmung

Was sehe ich in einem Geschehen? Was »ist« das Ereignis?

Ob Ihre Freundin Ihnen die teure Seife zum Geburtstag geschenkt hat, um Ihnen eine Freude zu bereiten oder Sie subtil auf Defizite bei der Körperhygiene hinweisen möchte, bleibt ganz Ihrer persönlichen Einordnung überlassen. Und auch, ob der nigerianische Prinz Ihnen deswegen per E-Mail-Spam so tolle Geschäftsangebote macht, weil Ihr herausragender Ruf bis nach Afrika reicht – alles eine Frage der persönlichen Wahrnehmung.

Charlie Brown jedenfalls nimmt eine Art Mobbing wahr. Dies ist subjektiv das, was geschieht. Aber warum geschieht es? Dies hängt nun von der Interpretation ab.

Interpretation

Angenommen, die Wahrnehmung dessen, was geschieht, wäre korrekt – wie lautet die persönliche Erklärung dafür?

Wahrzunehmen, von der Schwiegermutter als nicht gut genug für deren Sohn befunden zu werden, ist das eine. Das andere ist, wie Sie dies nun interpretieren. Sehen Sie in dieser Gegebenheit das unweigerliche Ende Ihrer Ehe, da die Schwiegermutter den Gatten so lange bearbeiten wird, bis er sich zur Trennung entschließt? Oder denken Sie eher: »In den Augen von Müttern ist keine Frau gut genug für den eigenen Sohn. Das hat nichts mit mir persönlich zu tun und wird sich mit der Zeit legen«? Welchen Weg Ihre Gedanken einschlagen, mag die resultierende Gefühlslage bestimmen.

Charlie Browns Interpretation: Wenn die beiden Mädchen über ihn lästern, dann stimmt offenkundig etwas mit ihm nicht. Und nicht nur diese würden das so sehen, sondern mutmaßlich »jeder«.

Fazit

Der dritte Bereich, das abschließende Fazit, stellt die direkte Verbindung zur Emotion her.

Charlie Browns Fazit lautet: »Es ist einfach alles zum Kotzen!« Häufig werden an dieser Stelle auch Gedanken wie die folgenden notiert:

Ich halte das nicht aus!

Das ist schrecklich!

Das darf so nicht sein!

Auch wenn oft nur vom »ABC« die Rede ist, hat das komplette Arbeitsblatt übrigens noch zwei zusätzliche Abschnitte: Disputation (»D«) und Effekt (»E«). Hier soll nun die sogenannte »kognitive Umstrukturierung« stattfinden, also die Umwandlung irrationaler, selbstschädigender Überzeugungen in ein rationaleres Denkmuster. Dies ist der Teil, der im Therapiegespräch einer kognitiven Therapie die Hauptrolle spielt. Durch kritische Analyse seiner B-Einträge könnte Charlie Brown hier herausfinden, dass er gerade »willkürliches Schlussfolgern« betreibt, indem er die Möglichkeit völlig außer Acht lässt, dass die beiden Mädchen sich auch über tausend andere Dinge unterhalten haben könnten, die überhaupt nichts mit ihm zu tun haben. Und selbst wenn er recht hätte und die beiden tatsächlich in aller Ausführlichkeit über ihn gelästert hätten, so heißt das ja nicht, dass auch jeder andere Mensch derart verächtlich über ihn denkt (Übergeneralisierung). Und die vielleicht größte Herausforderung: erkennen, dass man ein erfülltes und glückliches Leben führen kann, auch wenn Menschen existieren, die denken, man wäre ein kompletter Vollidiot. Im Abschnitt »Effekt« können dann neue Sichtweisen wie diese notiert werden.

Die große Herausforderung in der kognitiven Therapie besteht darin, einen Menschen dazu zu bringen, Dinge auch mal aus einer anderen Perspektive zu betrachten. Menschen neigen allerdings im Allgemeinen dazu, ihre Sichtweisen zu verteidigen wie eine Bärenmutter ihre Jungen. Es ist eine Kunst, hier die richtigen Worte zu finden.

Arbeitsblatt kognitive Therapie

A Auslöser	B Bewertung	C Emotionale Konsequenz

D Disputation	E Effekt

Gesprächsführung

Die Kunst, zu überzeugen

Der für kognitive Verhaltenstherapeuten typische Kommunikationsstil nennt sich »sokratische Gesprächsführung« oder »sokratischer Dialog«. Namensgeber ist der antike Philosoph Sokrates. Das ist nicht der, der in einer Tonne gewohnt hat, sondern der, der gesagt hat: »Ich weiß, dass ich nichts weiß.« Und das ist auch genau die Art, wie der Therapeut auftritt – nicht belehrend, sondern die Rolle des Unwissenden einnehmend, der Fragen stellt.

In der kognitiven Therapie nennt man diese Art der Gesprächsführung auch »Columbo-Technik«, benannt nach dem Inspektor aus der Krimireihe, die erstmals Ende der 60er-Jahre im Fernsehen lief. Bei seinen Befragungen nimmt Columbo oft die Rolle des Ahnungslosen ein, der mit dem schwierigen Kriminalfall völlig überfordert zu sein scheint. Dann bittet er die Verdächtigen darum, ihm beim Zusammensetzen der einzelnen Puzzleteile zu helfen, wodurch üblicherweise offenbart wird, dass alles irgendwie nicht so recht zusammenpassen will. So macht es auch der kognitive Therapeut. Er bittet seinen Gesprächspartner, Argumente für die Angemessenheit seiner Sicht auf die Welt schlüssig darzulegen und fragt nach Erklärungen für Widersprüchlichkeiten. Im Idealfall fällt es dem Gegenüber schwer, eine irrationale Meinung angesichts kritischer Rückfragen zu verteidigen, wodurch deren Irrationalität offenbart wird. Dann besteht oft eine größere Offenheit für die Annahme einer alternativen Sichtweise – so weit zumindest die Theorie. In der Praxis halten Menschen allerdings durchaus auch gerne mal an einer Überzeugung fest, die sie eigentlich als falsch anerkennen.

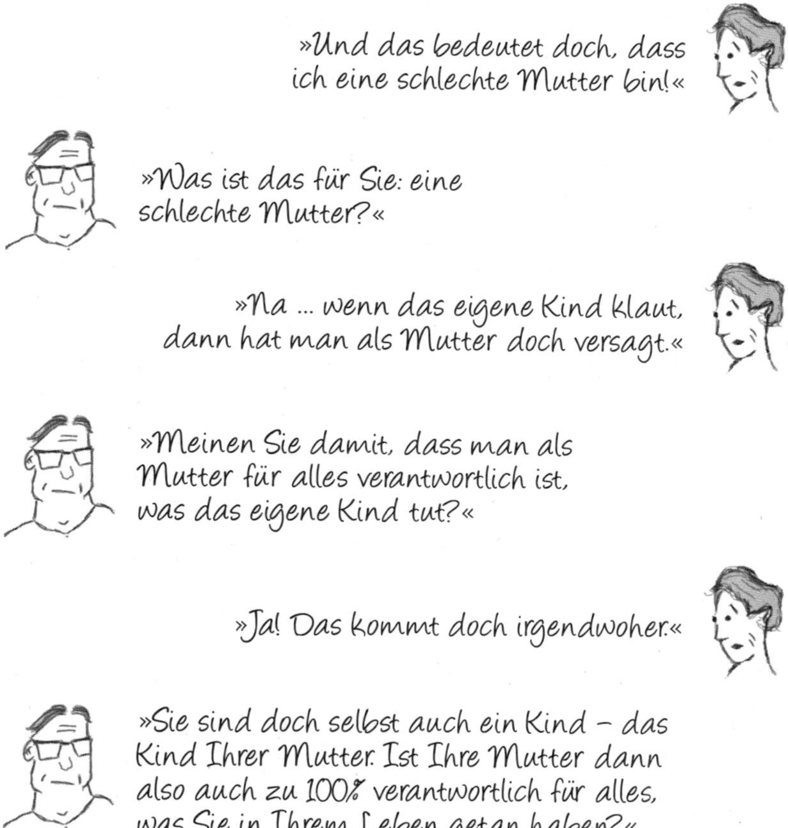
»Und das bedeutet doch, dass ich eine schlechte Mutter bin!«
»Was ist das für Sie: eine schlechte Mutter?«
»Na ... wenn das eigene Kind klaut, dann hat man als Mutter doch versagt.«
»Meinen Sie damit, dass man als Mutter für alles verantwortlich ist, was das eigene Kind tut?«
»Ja! Das kommt doch irgendwoher.«
»Sie sind doch selbst auch ein Kind – das Kind Ihrer Mutter. Ist Ihre Mutter dann also auch zu 100% verantwortlich für alles, was Sie in Ihrem Leben getan haben?«

Die Kunst bei dieser Art der Gesprächsführung liegt darin, blitzschnell die logischen Schwachpunkte eines Gedankengebäudes zu erkennen und mit der richtigen Frage darauf zu reagieren. Nicht jede Frage ist gleichermaßen gut geeignet, das Gespräch sinnvoll voranzubringen. Wenn Sie sich mal als kognitiver Therapeut ausprobieren wollen, dann überlegen Sie sich doch mal eine passende Disputations-Frage, die Sie Ihrem besorgten Klienten jetzt stellen.

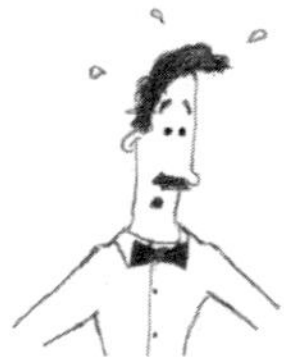

»Die werden mich auf der Konferenz alle auslachen, wenn meine Stimme beim Vortrag zu zittern beginnt.«

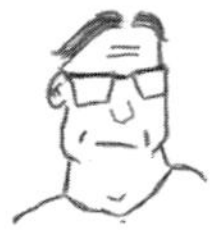

»Was spräche denn dafür und was dagegen, dass Ihre Kollegen so reagieren würden?« ✓

»Empirische« Disputation. Ist die Befürchtung realistisch?

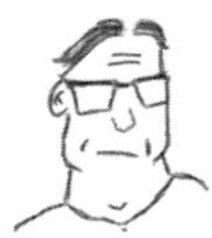

»Fangen Sie denn üblicherweise zu lachen an, wenn die Stimme eines Kollegen vor Aufregung zittert?«✓

Wechsel der Perspektive.

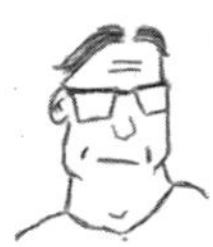

»Nehmen wir an, es würde tatsächlich jemand lachen – was würde das für Sie bedeuten?«✓

Erhebung des »B« aus dem ABC-Schema.

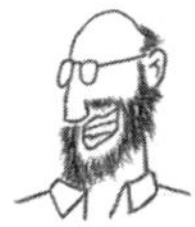

»Es ist Ihnen offenbar sehr wichtig, einen guten Eindruck zu machen, oder täusche ich mich da?« ✗

Reflexion. Keine Auseinandersetzung mit der konkreten Befürchtung.

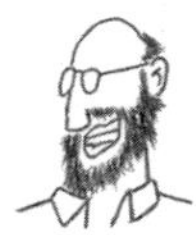

»Wie können Sie sich so vorbereiten, dass Sie Ihren Vortrag souverän halten können?« ✗

Suche nach einer praktischen Lösung. Keine Disputation des Angstszenarios.

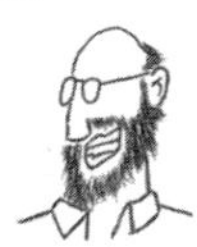

»Wie hat denn Ihr Vater früher immer reagiert, wenn Sie mal einen Fehler gemacht haben?« ✗

Zu weit entfernt von der aktuellen Problemsituation.

Disputation – typische Fragen

»Was wäre das Schlimmstmögliche, das passieren könnte?«	»Was haben Sie für einen Beweis dafür, dass ...?«
»Was spricht dafür, dass es wirklich so ist? Was spricht dagegen?«	»Wie wahrscheinlich ist es, dass das genau so passieren wird?«
»Welcher alternative Ausgang der Situation wäre vorstellbar?«	»Wie können Sie sicher wissen, dass er/sie das über Sie denkt?«
»Was würde es für Sie persönlich bedeuten, wenn ...?«	»Warum dürfen Sie das nicht? Und wenn Sie es doch täten – was dann?«
»Wieso muss das so sein? Und wenn das nun nicht so wäre?«	»Folgt daraus denn logisch zwingend, dass ...?«
»Welcher Moral folgen Sie, wenn Sie sich hier verurteilen?«	»Wie definieren Sie diesen Begriff? Was ist für Sie ...?«
»Warum wäre es eine Katastrophe, wenn ...?«	»Ist das immer so? Gibt es Ausnahmen?«
»Wie würde ein guter Freund die Situation beurteilen?«	»Welche Denkverzerrung nach Beck können Sie hier erkennen?«

Eine bei kognitiven Verhaltenstherapeuten ebenfalls beliebte Frage lautet: »Wie überzeugt sind Sie von dieser Annahme auf einer Skala von 0% bis 100%?« Damit soll auch der Erfolg der kognitiven Umstrukturierung gemessen werden. Sind Sie nach dem Gespräch statt zu 80% nur noch zu 40% davon überzeugt, ein Mensch zu sein, der es nicht verdient, geliebt zu werden, ist das rein rechnerisch betrachtet schon eine Halbierung des Problems. Hier zeigt sich die behavioristische Wissenschaftstradition: Verhaltenstherapeuten lieben es einfach, Dinge zu messen – sogar Überzeugungsintensitäten.

In der kognitiven Therapie kommen auch häufig kleine Übungen zum Einsatz, wie z. B. der »Schuldkuchen«. Der kommt gelegentlich dann auf den Tisch, wenn sich jemand die alleinige Schuld an einem Unglück gibt, etwa im Fall einer Scheidung. Größere und kleinere Kuchenstücke stehen dabei für mehr oder weniger Verantwortlichkeit für das Ganze.

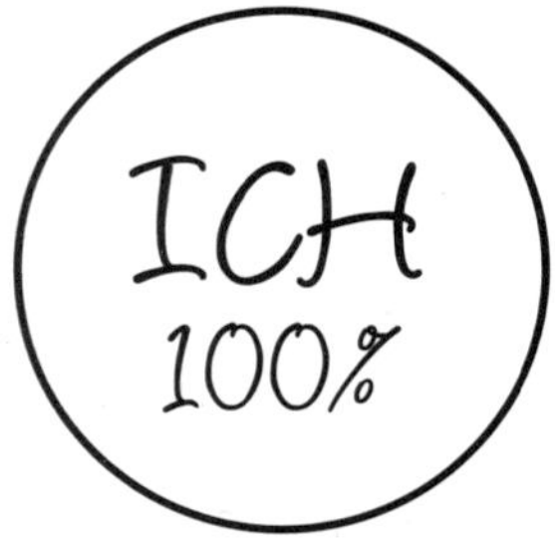

Schuldverteilung vor Beginn der kognitiven Umstrukturierung: ein schwer verdaulicher Riesenhappen

Im Zuge des Gesprächs werden schließlich alle weiteren Einflussfaktoren ermittelt, die ebenfalls zur Entstehung des Unglücks beigetragen haben.

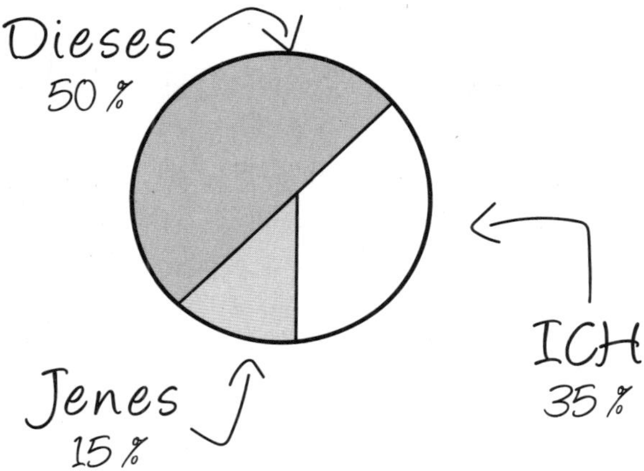

Schuldverteilung nach der kognitiven Umstrukturierung: Wie sich herausstellte, hatte insbesondere »Dieses« einen großen Einfluss auf das Scheitern der Ehe …

Andere Übungen beschäftigen sich mit der »Entkatastrophisierung«. Diese setzt der kognitive Therapeut ein, wenn ein Ereignis von einem Klienten als Super-GAU bewertet wird. Hier werden dann z. B. Vergleiche mit anderen Schrecknissen angestellt, um die Verhältnisse ins rechte Licht zu rücken. Die Idee dabei ist simpel: Vergegenwärtigt man sich den wahren Horror auf der Welt, sollte die Alltags-Sorge wie eine Bagatelle erscheinen. Was wäre also schlimmer: Ihre Frau mit dem WLAN-Techniker beim heimlichen Sex zu erwischen oder von Dschungel-Kannibalen am Boden festgebunden zu sein, während Sie von Feuerameisen lebendig aufgefressen werden? Na, sehen Sie! Zumindest in der Theorie hüpft Ihr Gesprächspartner dann beschwingt und erleichtert von dannen.

Entscheiden Sie!

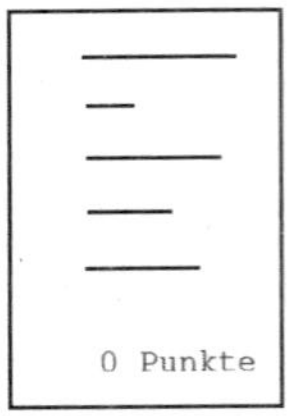

Die wichtige Prüfung nicht bestehen

oder

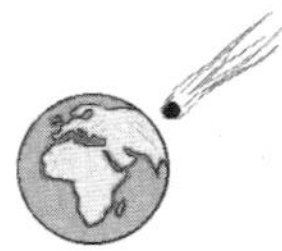

Kometeneinschlag und Zerstörung allen Lebens auf der Erde

Eine weitere Übung zur Entkatastrophisierung besteht darin, sich mit den Details einer gefürchteten Katastrophe zu befassen. Vielleicht ja, mit Geschäftspartnern im Restaurant zu sitzen und plötzlich eine Panikattacke zu bekommen. Der kognitive Therapeut fragt dann seinen Klienten, wie sich dieser die schlimmsten Konsequenzen ausmalt, sollte das Ereignis Wirklichkeit werden. Hier geht es um das »Zu-Ende-Denken«. Im positiven Fall wird dabei festgestellt, dass viele der damit verbundenen Befürchtungen unrealistisch sind und jedes denkbare Szenario irgendwie bewältigt werden könnte. Läuft es weniger gut, fallen dem Klienten noch viele weitere schreckliche Verläufe ein, an die er vor dem Gespräch noch gar nicht gedacht hatte.

Eine weitere Methode in der kognitiven Therapie ist die »Realitätsprüfung«. Dabei werden im »echten Leben« außerhalb des Therapieraums kleine Experimente durchgeführt, um eine Überzeugung auf die Probe zu stellen. Beispielsweise gibt es Menschen mit der Angst, die eigenen Hände könnten in einem ungünstigen Moment plötzlich zu zittern beginnen, etwa beim Halten eines Weinglases im Restaurant. Im Kopfkino der Betroffenen sieht die Szene dann üblicherweise so aus, dass das gesamte Lokal irritiert auf die Zitterhände starrt und die eigene Nervosität allen Anwesenden schonungslos offenbart wird. Die Realitätsprüfung könnte hier z. B. darin bestehen, in ein echtes Restaurant zu gehen und dort mit absichtlich übertriebenem Händezittern allerlei Unfug anzurichten: Wein verschütten, Salzstreuer umwerfen usw. Der Betreffende beobachtet dabei die anderen Menschen im Lokal, um deren tatsächliches Verhalten mit der Szene in seinem Kopf abzugleichen. Wenn alles nach Plan verläuft, dann stellen Sie fest, dass Restaurantbesucher meist mit sich selbst beschäftigt sind und sich kaum jemand für Sie interessiert. Verläuft es nicht nach Plan und Sie fliegen in hohem Bogen aus dem Lokal, dann haben Sie jetzt zumindest eine nette Anekdote für die nächste Party.

Für nahezu jede Gesprächssituation liefert die Fachliteratur kognitiven Therapeuten clevere Argumente, um rhetorisch glänzen zu können. Sagt ein Klient »Ich kann mit dem Rauchen nicht aufhören«, kontert der Therapeut einfach mit: »Und wenn ich Ihnen 10.000 Euro für einen Monat ohne Zigaretten zahlen würde, könnten Sie es dann?«, und schon ist das »Ich kann nicht« als ein »Ich will nicht« entlarvt. Für die Maximierung des Effektes tut der Therapeut am besten so, als wäre ihm das Argument ganz spontan eingefallen.

Ein völlig anderer Ansatz der Gesprächsführung ist der humorvoll-provokative Stil des US-amerikanischen Psychotherapeuten Frank Farrelly. Viele, die zum ersten Mal ein Video von seinen Bühnendemonstrationen sehen, haben dabei einen Gesichtsausdruck, der zwischen Unglauben und Entsetzen schwankt. Farrelly bricht mit seinem Stil so ziemlich jede traditionelle Regel, wie sich ein Psychotherapeut seinem Klienten gegenüber zu verhalten hat. Stellen Sie sich hierzu eine stark übergewichtige Frau vor, die auf dem Klientenstuhl Platz nimmt, während Farrelly dies mit den Worten kommentiert: »There goes the furniture!« (auf Deutsch etwa: »Das war's dann mit dem Mobiliar!«). Hinter dieser Dreistigkeit steckt die Idee, dass es hilfreich sein kann, Menschen dazu zu bringen, ein wenig über sich selbst zu lachen. Als Therapeut müssen Sie hier allerdings sehr deutlich machen, dass Ihre humorvoll-provokativen Kommentare eine »liebevolle Karikatur« Ihres Gegenübers darstellen und keinen verächtlichen Spott. Wie Sie sich sicher vorstellen können, ist dies eine heikle Angelegenheit, die viel Fingerspitzengefühl erfordert. Wie viele Ohrfeigen sich Farrelly in seiner Karriere abgeholt hat, ließ sich durch eine kurze Recherche leider nicht ermitteln.

Wer in die Fußstapfen von Farrelly treten und selbst Gespräche im humorvoll-provokativen Stil führen möchte, der kann sich an bestimmten Grundprinzipien orientieren, beispielweise: »Stimme dem Klienten mehr zu, als ihm lieb ist« oder »Bejubele das Symptom«. Sagt ein Klient also »Ich kann das nicht«, reagiert ein solcher Therapeut nicht mit Ermutigungen wie »Doch, ich glaube an Sie« oder »Warum sollten Sie das denn nicht können?«. Im Gegenteil: Dieser stimmt ganz entschieden der pessimistischen Sicht des Klienten zu und denkt sich sogar noch neue und völlig absurde Gründe aus, warum das unmöglich gelingen kann: »zu alt«, »zu intelligent«, »zu große Nase«, »falsches Sternzeichen« etc. Ziel ist, dass der Klient zu widersprechen beginnt und Argumente ins Feld führt, warum die Sache nicht *derart* hoffnungslos ist, wie es der Therapeut gerade darstellt.

Der humorvoll-provokative Stil wird von Verhaltenstherapeuten oft als faszinierendes Kuriosum betrachtet, ist aber im Gegensatz zum sokratischen Stil in VT-Praxen nur äußerst selten anzutreffen. Die Spontanität und charmante Flapsigkeit eines Frank Farrelly liegt nicht jedem im Blut. Dilettantisch angewendet ist dieser Stil eine sichere Methode für Therapeuten, die eigene Praxis in einen Hagel vernichtender Kritiken auf den Bewertungsportalen zu führen. Aber einen komfortablen Vorteil hat es, dass der Stil existiert: Hat sich ein Psychotherapeut mal völlig danebenbenommen und wird zur Rede gestellt, kann er es stets mit der Ausrede versuchen: »Ich hab doch nur humorvoll-provokative Therapie eingesetzt!«

Die zweite Welle der Erklärungen

Der Einfluss von Kognitionen auf die psychische Gesundheit

Was ist die Mechanik einer psychischen Störung? Dieser Frage hatten wir uns schon in der ersten Welle zugewendet, dort allerdings mit der Beschränkung auf die behavioristische Perspektive. Nun, in der zweiten Welle angekommen, eröffnet sich der Verhaltenstherapie ein neues Universum potenzieller Erklärungsmodelle. Die Einbeziehung von Kognitionen wurde hier zum Standard. Nachfolgend erfahren Sie mehr über die kognitiv-verhaltenstherapeutische Auffassung der Panikstörung, der sozialen Phobie und der Zwangsstörung.

Panikstörung

Zur Erklärung von Angststörungen konzentrierte man sich vor allem auf die Befürchtungen, also auf die Frage: »Vor dem Eintreten welchen konkreten Szenarios hat der Betroffene Angst – und warum?« bzw. »Was ist die subjektiv wahrgenommene Bedrohung?«. In vielen Fällen ist das die Befürchtung, eine Panikattacke zu bekommen, was oft auch als »Angst vor der Angst« bezeichnet wird. Eine solche Attacke, die häufig aus heftigen und außergewöhnlichen Empfindungen besteht, wird von vielen Menschen als unmittelbare Gefahr für das Eintreten etwas noch Schlimmeren bewertet: einen Schlaganfall oder Herzinfarkt zu erleiden, »verrückt« zu werden, völlig die Kontrolle zu verlieren etc. Und sehr verbreitet ist hier auch die Unsicherheit, ob das, was man da erlebt, vielleicht gar keine simple Stressreaktion ist, sondern das Symptom einer schweren, bislang nicht erkannten

Erkrankung. Dieser Gedanke ist angesichts bestimmter Symptome nachvollziehbar, die bei einer Panikattacke häufig auftreten, aber wenig bekannt sind. Nicht selten kommt es z. B. vor, dass sich Teile des Körpers wie versteinert anfühlen oder dass sich die Wahrnehmung einstellt, als gehörte der eigene Arm oder das eigene Bein im Augenblick nicht zum Selbst (»Depersonalisation«). So etwas kennt man nicht aus dem Alltag. Der Eindruck, es wäre »mehr« als nur Angst, erhöht das allgemeine Stressniveau natürlich enorm, und zwar auch jenseits einer akuten Attacke. Oft ist das Auftreten von Angstanfällen auch nicht auf bestimmte Orte begrenzt, die man ja zur Not vermeiden könnte, wie endlos lange Tunnel, durch die man mit dem Auto fährt. Stattdessen kann es überall geschehen. Selbst zu Hause auf dem Sofa, während man die neue Folge des Bachelors schaut. Wie kommt es zu so etwas?

Die gängige kognitiv-verhaltenstherapeutische Erklärung dieses Phänomens lautet, dass es »Katastrophisierungen« normaler Alltagsempfindungen sind – etwa ein beschleunigter Herzschlag nach dem Kaffeetrinken –, die einen schnell eskalierenden Teufelskreis der Angst in Gang setzen. Hierbei wird das körperliche Geschehen in einer maximal beängstigenden Weise bewertet, worauf der Körper mit der Ausschüttung von Hormonen wie z.B. Adrenalin reagiert. Dies führt dann zu einer Intensivierung körperlicher Missempfindungen, was dann wiederum die Angst vergrößert. Das folgende Modell stellt diese Idee grafisch dar und ist ein echter Klassiker der Verhaltenstherapie. Unzählige Therapeuten haben das schon an ihr Flipchart gezeichnet. Die kognitive Verhaltenstherapie zielt folglich darauf ab, die katastrophisierende Bewertung zu verändern.

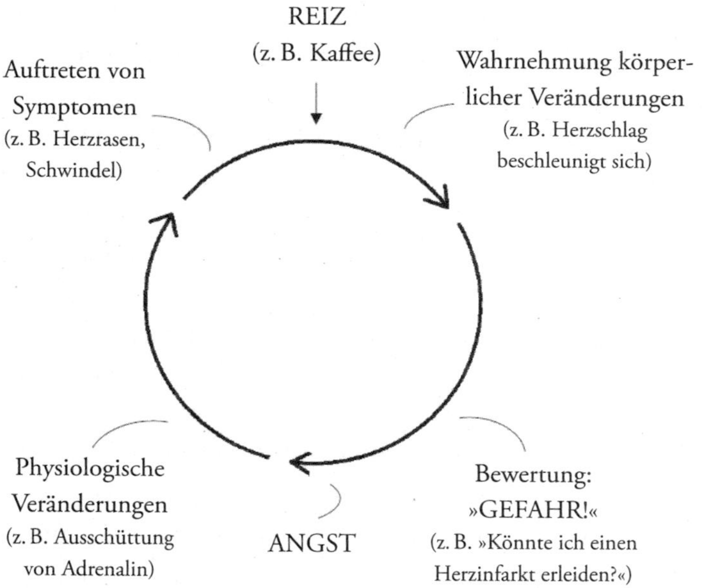

Diagramm nach Margraf & Schneider (1990)[19]

Soziale Phobie

Ein weiteres häufiges Thema in einer verhaltenstherapeutischen Praxis ist die soziale Phobie, also die extreme Angst im Kontakt mit anderen Menschen. Aus kognitiver Sicht basiert diese Angststörung auf der Befürchtung, in eine peinliche Situation zu geraten bzw. einen »Gesichtsverlust« zu erleiden. Betroffene haben meist den Eindruck, einen immensen Makel aufzuweisen, der um jeden Preis vor anderen verborgen bleiben muss. Die am meisten gefürchteten Situationen sind dann natürlich diejenigen, in denen man im Mittelpunkt der Aufmerksamkeit steht, denn dann ist das Risiko am größten, dass das, was man gerne verstecken würde, irgendjemandem auffallen könnte. Der typischste »Makel«, den Menschen mit sozialer Phobie an sich wahrnehmen, ist die eigene Unsicherheit bzw. Ängstlichkeit. Häufige Kognitionen sind z. B.: »Wenn jemand meine Angstsymptome bemerkt, wird er denken, dass mit mir etwas nicht stimmt« oder »Ich als Leitender Angestellter werde nie wieder respektiert, wenn man mir meine Unsicherheit ansieht«. Die eigene Aufmerksamkeit ist infolgedessen meist völlig auf Signale fixiert, die das ängstliche Erleben preisgeben könnten: Schwitzen, Erröten, Zittern, Stottern, Stammeln, Schweigen usw. Manche Menschen haben sogar den Eindruck, das gesamte eigene Innenleben offenbarte sich sofort, wenn man ihnen nur ins Gesicht blickte. Um diese Signale für andere möglichst unkenntlich zu machen, werden häufig Hilfsmittel verwendet: Schwitzängstliche tragen zur verbesserten Schweißabsorption mehrere Kleidungsschichten, bei Errötungsangst kommt eine große Menge an Make-up zum Einsatz, Menschen mit Angst vor dem eigenen Zittern vermeiden feinmotorische Handlungen wie das Schreiben mit einem Stift und Schweigepausen-Ängstliche lernen vorbereitete Gesprächstexte auswendig. Am sichersten erscheint es Betroffenen natürlich oft, Sozialkontakte gänzlich zu vermeiden. Und wenn Begegnungen unumgänglich sein sollten, zumindest keinen Augenkontakt herzustellen und so wenig wie möglich zu sprechen.

Eines der gängigsten kognitiv-verhaltenstherapeutischen Modelle zu sozialer Phobie sieht in genau diesem »Sicherheitsverhalten« ein zentrales Problem. Denn zum einen wird dadurch eine Realitätsprüfung verhindert. Das heißt: Niemals werden Sie erfahren, ob Ihre Mitmenschen tatsächlich feindselig darauf reagieren, wenn sie den durchgeschwitzten Achselbereich Ihres Hemdes bemerken. Die Vorstellung bleibt unkorrigiert bestehen. Zum anderen nimmt das Modell an, dass Sicherheitsverhalten die Angst in seiner Gesamtheit eher noch steigert. Denn verlassen Sie sich beispielsweise bei Gesprächen auf vorbereitete Textfragmente statt auf die eigene Spontanität, schwebt über Ihnen stets das drohende

Unheil, dass die Konversation eine unvorhergesehene Wendung nehmen könnte, für die nun weder Skript noch Souffleuse existiert.

Hier nun der Modell-Klassiker zu sozialer Phobie aus dem Jahr 1995. Der Ansatz für die Psychotherapie besteht hier vor allem darin, das Sicherheitsverhalten zu reduzieren und die kognitiven Schemata zu verändern.

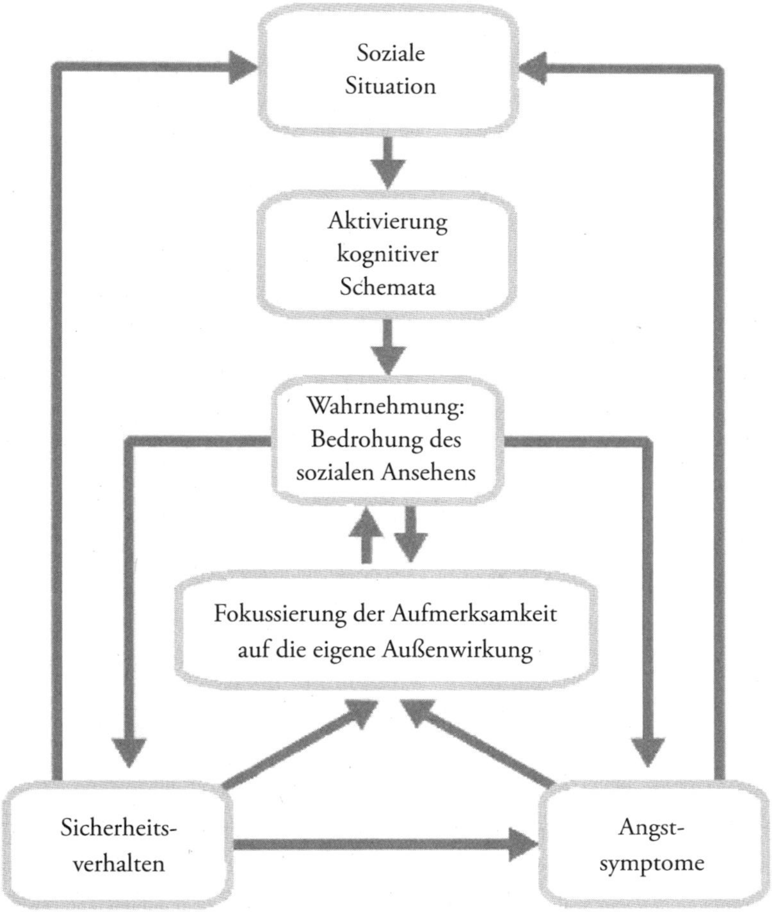

Diagramm nach Clark & Wells (1995)[20]

Zwangsstörung

Auch bei Zwängen wird Kognitionen eine große Rolle zugeschrieben. Menschen mit diesem Problem tun Dinge, die für Außenstehende oft nur schwer zu verstehen sind. Beispielsweise waschen sie sich die Hände in derart exzessiver Häufigkeit und Dauer, dass Wunden auftreten. Oder sie öffnen und schließen ein Fenster genau neunmal schnell hintereinander, bis es dann in geschlossener Position belassen wird. Solche Handlungen ergeben durchaus einen Sinn, wenn man sich mit der Gedankenwelt der Betroffenen beschäftigt.

Reinigungszwänge basieren meist auf dem Wunsch, etwas von sich fernzuhalten, das als Bedrohung betrachtet wird. Dieses Etwas hat leider die äußerst unvorteilhafte Eigenschaft, unsichtbar (und unriechbar) zu sein, sodass man sich nie wirklich sicher sein kann, ob es nun da ist oder nicht. Das erzeugt ein Problem: Da Augen und Nase nicht helfen, muss man sich auf seine Intuition verlassen, ob das Etwas in der Nähe ist. Dinge, die hier am häufigsten gefürchtet werden, sind Krankheitserreger wie z. B. HIV. Aber oft ist es auch etwas Diffuseres, etwa »schlechte Energie«, winzige Körperpartikel einer gehassten Person oder sogar das eigene Sperma. Das gefürchtete Szenario mit dem Sperma geht übrigens in eine ganz andere Richtung: Winzige Spuren an Samen, die sich nach Berührung des eigenen Genitals an der Hand befinden, könnten bei einem Aufenthalt in der Öffentlichkeit überall verteilt werden. Mittels einer nahezu unvorstellbaren Kette der Übertragung führt dies letztlich dazu, dass eine Frau schwanger wird und der unfreiwillige Vater durch einen Gentest identifiziert und zur Verantwortung gezogen wird.

Typische Irrationalitäten bei der Angst vor HIV bestehen in der Überschätzung, wie häufig man im Alltag auf das Virus trifft und wie hoch das Risiko einer Ansteckung bei Kontakt tatsächlich ist. Hier gibt es Statistiken, die beruhigende Informationen enthalten. Die Wahrscheinlichkeit, sich morgens beim Brötchenholen beiläufig zu infizieren, kann als äußerst gering bewertet werden. Das Problem allerdings: Auch bei einer Wahrscheinlichkeit von eins zu einer Billiarde für ein Unglück gibt es nach einer Billiarde Glücklicher am Ende den einen armen Teufel, den es dann doch erwischt. Wie sicher kann man sein, dass man nicht gerade selbst dieser eine sein wird?

Aus kognitiv-verhaltenstherapeutischer Perspektive besteht ein Zwang aus einem bestimmten Muster, das sich ständig wiederholt. Es beginnt mit einem plötzlichen Einfall, wie z. B. der bildhaften Vorstellung, das eigene Baby aus dem Fenster zu werfen, mit den Händen zu würgen oder auf sonstige Weise grausam zu ermorden. Mentale Ereignisse wie diese werden »Intrusionen« genannt. Damit ist eine verstörende Idee oder Fantasie gemeint, die plötzlich – gegen den eigenen Willen – im Bewusstsein auftaucht. Diese Bilder sind üblicherweise von maximaler Brutalität und Perversion und nehmen meist exakt die Gestalt dessen an, was die Person am abscheulichsten findet. Ein zentrales Problem ist hier, einen solchen Einfall als Anzeichen einer realen Gefahr zu bewerten und nicht nur als absonderliches Produkt des Geistes. Manche Mutter mit der Baby-aus-dem-Fenster-Intrusion denkt sich dann: »Warum sollte sich jemand so etwas Furchtbares vorstellen, wenn im tiefsten Inneren nicht eine grausame Bestie schlummert?«

Kognitive Verhaltenstherapeuten haben für so etwas sogar einen speziellen Begriff: »Thought-action-fusion«. Das ist ein Denkfehler, der bei Zwängen recht häufig vorkommt, aber auch außerhalb davon auftritt: zu glauben, dass man etwas tun werde, weil man es sich in der Fantasie hat tun sehen. Typische Szenen sind hier, das eigene Auto auf die Gegenfahrbahn zu lenken, über ein Geländer in einen tödlichen Abgrund zu springen oder sogar während der Vorlesung im Hörsaal der Uni plötzlich »Heil Hitler!« zu schreien. Ein damit verwandter Denkfehler ist die »Thought-event-fusion«. Hier hat man den Eindruck, ein Ereignis werde eintreten, weil man es in der Fantasie hat eintreten sehen. Geht es um ein tragisches Ereignis, vielleicht um den Tod einer nahestehenden Person, führt dies nicht selten zum – meist vergeblichen – Versuch, das Auftreten dieser Vorstellung zu unterdrücken.

Neben den Intrusionen gibt es im Modell der KVT noch einen zweiten Teil des Zwangsmusters, nämlich die Reaktion auf die entstandene Beunruhigung. Dies ist das eigentliche »Zwangsverhalten«, nennt sich aber hier »Neutralisierung«. Ziel dabei ist, wieder ein Gefühl der Sicherheit herzustellen. Ein naheliegendes Beispiel ist hier das aufwendige Waschen des eigenen Körpers, wenn die Kontamination mit einer gefürchteten Substanz vermutet wird. Das Zwangsverhalten der Mutter mit den Baby-Intrusionen könnte z. B. darin bestehen, jegliche Nähe zu offenen Fenstern zu meiden, wenn das Kind anwesend ist. Aber es gibt auch weitaus weniger offensichtliche Arten der Neutralisation. Beispielsweise die eigenen Schritte zu zählen, wenn man im Haus von Raum zu Raum geht. Warum die Schritte zählen? Na, wenn die Anzahl der gerade gemachten Schritte vom Wohnzimmer in die Küche mit der gewohnten Anzahl übereinstimmt, dann sind Sie wahrscheinlich nicht zwischenzeitlich aus Versehen rausgelaufen, waren mit dem Auto unterwegs, haben einen Menschen überfahren und erinnern sich nun nicht mehr daran. Und tatsächlich: Ganz falsch ist die Logik nicht.

Auch zu Zwängen gibt es in der kognitiven Verhaltenstherapie einen Modell-Klassiker. Die Psychotherapie zielt meist darauf ab, die Neutralisierung zu unterlassen und einen neuen Weg im Umgang mit der Anspannung zu entwickeln.

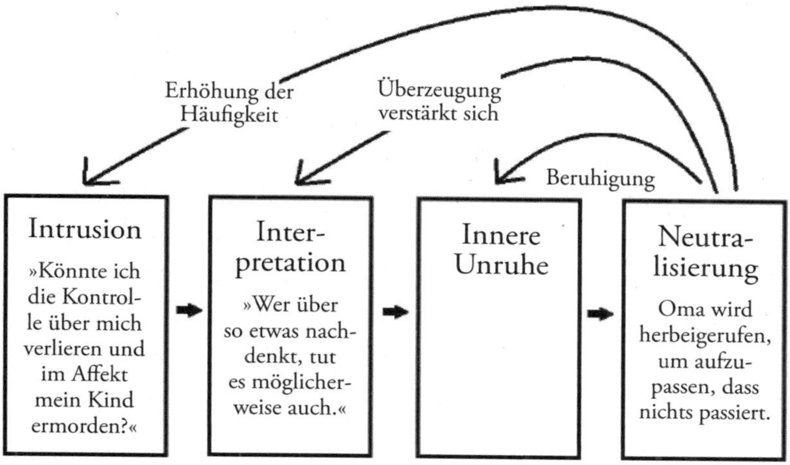

Diagramm nach Paul Salkovskis[21]

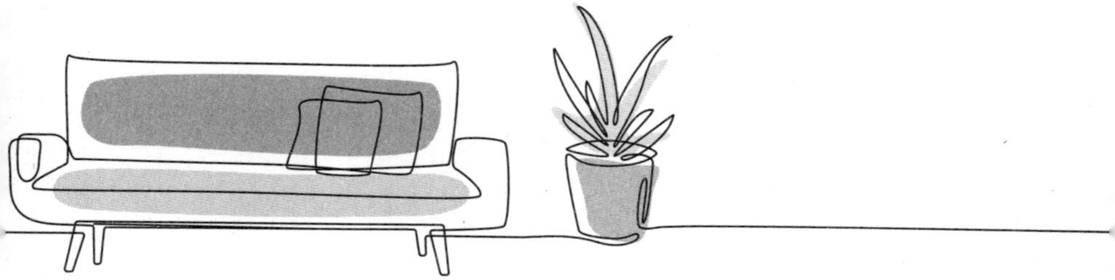

Die 3. Welle der Verhaltenstherapie

Während die erste und die zweite Welle der Verhaltenstherapie als Revolutionen in Theorie und Praxis daherkamen, zeigt sich die dritte Welle vergleichsweise weniger umstürzlerisch. Die Einteilung in Wellen stammt vom US-amerikanischen Psychologen Steven C. Hayes, der 2004 in seinem Artikel »Acceptance and Commitment Therapy, Relational Frame Theory, and the Third Wave of Behavioral and Cognitive Therapies« nach den ersten beiden Wellen nun das Zeitalter der dritten gekommen sah.[22] Statt durch eine grundlegend neue Auffassung von Psychotherapie ist die neue Welle durch das Erscheinen diverser Therapiesysteme charakterisiert. In diesen wurden bewährte KVT-Techniken mit Methoden aus anderen Psychotherapieschulen vereint. Die besondere Würze kam durch etwas, das auch heute noch in aller Munde ist: Achtsamkeit.

Achtsamkeit

Die Entdeckung des Geräuschs einer Rosine

Hören Verhaltenstherapeuten den Begriff »Achtsamkeit« oder »Mindfulness«, fangen deren Augen schnell zu leuchten an. Seit dem Auftauchen dieses Trends hat sich so manche Therapiepraxis verändert und ist nun bestückt mit mannigfaltigen Fernost-Devotionalien wie Klangschale, Räucherstäbchen und glücklich dreinblickenden Buddha-Figürchen. »Achtsam sein« hat sich zu einer Universal-Empfehlung für alle denkbaren Lebenslagen entwickelt – vom Teetrinken bis zum Toilettengang.

Aber was ist mit »Achtsamkeit« eigentlich genau gemeint? Das Wort entstammt der buddhistischen Meditation und bezeichnet einen Bewusstseinszustand, bei dem die eigene Aufmerksamkeit auf den gegenwärtigen Moment ausgerichtet ist – nur wahrnehmend, aber nicht wertend. Um sich in dieser Disziplin zu schulen, stehen Achtsamkeits-Aspiranten eine Vielzahl an Übungen zur Verfügung. Wenn Sie beispielsweise mal eines Tages einem Menschen begegnen sollten, der eine einzelne Rosine in seinen Fingern hält, diese minutenlang von allen Seiten begutachtet, immer mal wieder kurz daran leckt und sie sogar zwecks Entdeckung potenzieller Geräusche ans Ohr hält, dann haben Sie entweder einen außergewöhnlichen Fan getrockneter Weinbeeren vor sich oder jemand macht gerade die sogenannte »Rosinenübung« aus dem Programm »Mindfulness-based stress reduction« des US-amerikanischen Mediziners Jon Kabat-Zinn.

Mindfulness-Based Stress Reduction

Auf den Spuren des Buddha

MBSR ist die wohl älteste der Schulen der dritten Welle. Schon in den 70er-Jahren wurden Rosinen hier mit allen Sinnen konsumiert. Das Programm wird oft als achtwöchiger Kurs angeboten und besteht im Kern aus der Vermittlung von Informationen über Achtsamkeit und Meditation sowie der Durchführung diverser Achtsamkeitsübungen. Am bekanntest davon ist wohl der sogenannte »Body-Scan«. Hierbei begeben Sie sich in Liegeposition, wandern mit Ihrer Aufmerksamkeit langsam durch den ganzen Körper und wenden dabei die Grundregel der »nicht wertenden Betrachtung« an. Kommen Sie also hier irgendwann bei Ihren Problemzonen an, heißt das Motto: »bedingungslose Akzeptanz«.

Bei der »Atem-Meditation« setzen Sie sich aufrecht auf ein Sitzkissen oder einen Stuhl und richten die Aufmerksamkeit auf den Prozess des Atmens. Gelenkige und Leidenswillige können hierbei die Lotussitz-Position einnehmen, die dem bekannten Schneidersitz ähnelt, wobei die Beine allerdings etwas unbequemer aufeinanderliegen. Nun fokussieren Sie mental alle Wahrnehmungen, die mit dem Atmen zusammenhängen, also z. B. das Heben und Senken des Brustkorbs oder das Halsgefühl beim Einströmen des Sauerstoffs. Sollten die Gedanken abschweifen, wird die Aufmerksamkeit wieder auf das Atmen zurückgeführt. Wer ein wenig Abwechslung haben möchte, kann im Prinzip auch etwas anderes in den Fokus nehmen, z. B. ein flackerndes Teelicht, den Lichteinfall der Sonne durch die Gardinen im Raum oder die leere Weinflasche vom gestrigen Abendessen, die immer noch da rumsteht. Nicht das Fokusobjekt ist das Wichtige, sondern die Fokussierung an sich.

Bei der »Geh-Meditation« sind Sie achtsam, während Sie sich bewegen. Hierbei wird die Aufmerksamkeit auf die Gewichtsverlagerung während der Schritte, den Prozess des Fußanhebens und -aufsetzens oder das Gefühl von Bodenkontakt gerichtet. Ein deutsches Fachportal für Achtsamkeit empfiehlt, die Geh-Meditation barfuß durchzuführen, um die »Kraft der Erde« besser aufnehmen zu können.[23] Ein weiterer Rat dort lautet, sich beim Geh-meditieren in der Öffentlichkeit nicht allzu seltsam zu bewegen, um keine unerwünschte Aufmerksamkeit auf sich zu ziehen. Eine Geh-Meditation kann praktischerweise problemlos in eine Steh-Meditation übergehen, wie auch in achtsames Latte-macchiato-Trinken im Kiez-Café.

Vergleicht man MBSR mit den Wurzeln der Verhaltenstherapie, mag es erstaunen, dass derart unterschiedliche Welten wie Behaviorismus und Achtsamkeit heute als Teile der gleichen »Therapiefamilie« erachtet werden. Man stelle sich vor, Behavioristen wie Watson oder Skinner würden per Zeitmaschine in die Gegenwart reisen und eine KVT-Praxis mit Achtsamkeits-Schwerpunkt betreten – was würden sie wohl sagen? In meiner persönlichen Vision dieser Szene führt diese Konfrontation bei Watson und Skinner zu einem Zustand ungläubigen Entsetzens, so, als wären die beiden in eine postapokalyptische Welt geraten, die nur noch aus den qualmenden Ruinen einstmals prachtvoller Großstädte besteht. Wieder zurück in der eigenen Zeit, rennen die beiden dann sofort zum nächsten Anwalt, um die Marke »Verhaltenstherapie« vor allzu großen Veränderungen schützen zu lassen.

MBSR ist in Deutschland heute sehr verbreitet. Eine Suche im Internet nach Praxen oder Kursen ergibt unzählige Treffer, selbst in den abgelegensten Gegenden des Landes. Es gibt inzwischen auch eine Weiterentwicklung namens »Mindfulness-based cognitive therapy« (MBCT).

Die spezielle Zielgruppe: ehemals depressive Patienten, bei denen das Programm Schutz vor einem Rückfall in die Depression bieten soll. Der größte Teil ist mit MBSR identisch, und auch hier gibt es wieder Rosinen. Ergänzend findet man hier aber auch typische KVT-Elemente wie Psychoedukation, Aufbau positiver Aktivitäten, kognitive Therapie, Hilfe zum Erkennen von Frühwarnzeichen eines depressiven Rückfalls, sowie die Erstellung eines Notfallplans zur Bewältigung emotionaler Krisen.

Dialektisch-behaviorale Therapie (DBT)

Eine Therapie für die Borderline-Persönlichkeitsstörung

DBT wurde in den 80er-Jahren als spezielles Psychotherapieprogramm zur Behandlung der Borderline-Persönlichkeitsstörung entwickelt. Hierbei handelt es sich um eine psychische Erkrankung, die durch extreme emotionale Anspannung, Impulshandlungen, Schwierigkeiten im Aufbau stabiler Beziehungen, Selbstverachtung, Eindrücke von innerer Leere und viele weitere Symptome gekennzeichnet ist. Betroffene neigen oft zu selbstverletzendem Verhalten, z. B. durch »Ritzen« der Arme und Beine mit Rasierklingen, und nicht wenige treibt ihre Verzweiflung in den Suizid.

Die Begründerin der dialektisch-behavioralen Therapie ist die US-amerikanische Psychologin Marsha M. Linehan, die nach eigener Erzählung selbst in ihrer Jugend an Borderline gelitten habe und in psychiatrischen Einrichtungen auf hilflose Ärzte ohne passendes Therapiekonzept gestoßen sei.[24] DBT besteht im Kern aus einer Kombination aus psychotherapeutischen Einzelsitzungen und »Skills-Training«, einem Gruppentherapieprogramm, das aus fünf Themenblöcken besteht. Im Folgenden eine Übersicht.

Achtsamkeit

Auch an Orten, an denen DBT praktiziert wird, sind Abbildungen des Buddhas häufiger anzutreffen. Dessen sichtbare Gelassenheit mag tatsächlich das symbolhafte Gegenstück zum inneren Chaos darstellen, das bei einer Borderline-Störung oft vorliegt. Die Übungen zur

Achtsamkeit, wie z. B. Atem-Meditation, entsprechen im Großen und Ganzen denen aus MBSR. Eine bestimmte innere Haltung spielt in der DBT eine besondere Rolle: »radikale Akzeptanz«. Die Bedeutung dieses Begriffs drückt sich im »Gelassenheitsgebet« aus, das auch in DBT-Gruppen öfter mal zu hören ist. Es lautet: »Gott, gib mir die Gelassenheit, Dinge hinzunehmen, die ich nicht ändern kann, den Mut, Dinge zu ändern, die ich ändern kann, und die Weisheit, das eine vom anderen zu unterscheiden.« Es gibt auch Textvarianten ohne eine Hinwendung zu Gott. »Radikale Akzeptanz« heißt in der DBT: Verzicht auf weitere Versuche, nicht Veränderbares verändern zu wollen, und Zulassen der damit verbundenen negativen Gefühle. Erreicht werden soll diese innere Haltung vor allem mittels Meditation.

Stresstoleranz

In diesem Themenblock geht es um Techniken, die helfen sollen, mit extremer innerer Anspannung umzugehen. Linehan fasst diesen Plan so zusammen: »Getting through a crisis without making it worse«. Um eine solche Krise so gut wie möglich zu überstehen, wird hier ein »Notfallkoffer« gepackt, der allerlei Dinge zur Beruhigung, Ablenkung und Stimulation enthält – z. B. Briefe von nahestehenden Personen, Bilder, die an schöne Erlebnisse erinnern, oder Zettel mit hilfreichen Gedanken. Ein weiteres Hilfsmittel ist die Nutzung intensiver sensorischer Stimulation, beispielsweise Ammoniak im Schnüffel-Fläschchen, Chilipulver zum Durch-die-Nase-Ziehen oder kleine Murmeln, auf man sich barfuß stellen kann. Bezweckt wird, eine schmerzhafte, aber ungefährliche Alternative zur folgenreichen Selbstschädigung zur Verfügung zu haben.

Umgang mit Gefühlen

In diesem sehr umfangreichen Themenblock lernen die Teilnehmer das kognitive Modell kennen. Hieß das Schema bei Ellis noch »ABCDE«, klingt es in der DBT wie ein elbischer Zauberspruch: »VEIN AHA«. »V« steht hier für »Verwundbarkeit«, also die akute Anfälligkeit, getriggert zu werden. »E«, »I« und »N« entsprechen dabei grob der ABC-Einteilung in Ereignis, Interpretation und resultierender Emotion (hier: emotionales Netz, daher »N«). »A«, »H« und das zweite »A« stehen für die Abschnitte »Angemessen?«, »Handeln!« und »Abschwächen«. Hier wird analysiert, ob ein bestimmter Handlungsimpuls in der gegebenen Situation eine angemessene Reaktion darstellt oder es sich dabei um eine Überreaktion handelt und man sich hier lieber stoppen sollte.

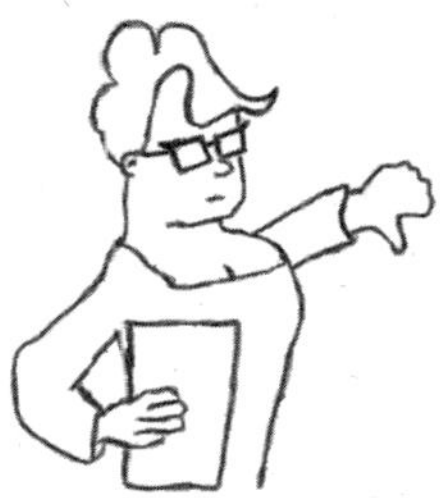

Vorgesetzte bewertet Ihre neue Idee als absoluten Bockmist.

Handlungsimpuls:
Vorgesetzte zu Boden ringen und zwingen, die eigene Armani-Brille zu verspeisen.

Handeln?

JA ( )

NEIN ( )

Zur Abschwächung von Handlungsimpulsen werden Techniken wie »entgegengesetztes Handeln« und »entgegengesetztes Denken« eingeübt – ein kleines Hilfsmittel für Momente, in denen das eigene heftige Gefühl nicht der Situation entspricht. Einfach gehen kann oft reichen, um selbst keinen Schaden zu erleiden. Wer möchte, kann den anderen beim Weggehen ja noch leise mit den Worten »VEIN AHA« auf ewig verfluchen.

Zwischenmenschliche Fertigkeiten

Dieser Themenblock entspricht im Großen und Ganzen dem Training sozialer Kompetenzen, das Sie bereits kennengelernt haben. Auch in der DBT werden Rollenspiele durchgeführt, die gefilmt und anschließend ausgewertet werden. Gelernt werden soll, sich im Kontakt mit anderen so zu verhalten, dass …

1. … die persönlichen Ziele erreicht werden,

2. … das gute Verhältnis zueinander intakt bleibt,

3. … die eigene Selbstachtung gewahrt wird.

Im Gegensatz zum Überraschungsei können bei so etwas leider oft nicht alle drei Wünsche auf einmal erfüllt werden. Spätestens wenn jemand in Not Sie um etwas bittet, das Sie unter keinen Umständen tun möchten, müssen Sie sich meist entscheiden, welche der drei Zielvorstellungen Sie zu opfern bereit sind.

Selbstwert

In diesem Themenblock geht es um Minderwertigkeitsgefühle – bzw. in der Sprache der KVT: »negative Grundannahmen über die eigene Person«.

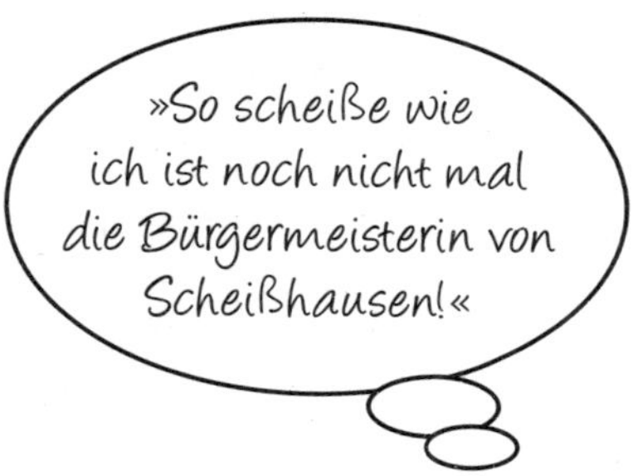
»So scheiße wie
ich ist noch nicht mal
die Bürgermeisterin von
Scheißhausen!«

Geübt wird das kritische Überprüfen solcher Glaubenssätze mittels Disputationstechniken wie Gegenüberstellung von Pro- und Contra-Argumenten, Realitätstestung sowie dem übrigen Repertoire aus der kognitiven Therapie.

DBT ist in Deutschland heute sehr verbreitet. Vor allem in psychiatrischen und psychosomatischen Kliniken gibt es das Programm häufig als stationäres Therapieangebot. Wer auf der Suche nach einem ambulanten DBT-Therapeuten ist, findet z. B. beim Dachverband DBT ein Adressverzeichnis mit Kliniken und zertifizierten Therapeuten in ganz Deutschland. »Zertifiziert« heißt: Abschluss einer speziellen DBT-Therapeutenausbildung, zusätzlich zur Approbation als Psychotherapeut oder Facharzt. Näheres unter www.dachverband-dbt.de.

Cognitive Behavioral Analysis System of Psychotherapy (CBASP)

Ein Mix aus Verhaltenstherapie und Tiefenpsychologie

Bevor der Endlos-Name dieser Therapieschule ausgesprochen werden kann, ist bereits die halbe Sitzung verstrichen. Daher ist meist nur kurz und knapp von »CBASP« die Rede. Die Abkürzung wird englisch und als Wort ausgesprochen (»c-basp«), nicht als Buchstabenfolge. Unterschätzen Sie nicht die Wichtigkeit der korrekten Aussprache als Zeichen dafür, ein Kenner des Themas zu sein. Wer auf einer deutschen psychotherapeutischen Fachkonferenz von der »ZE-BE-A-ES-PE-Therapie« spricht, hätte sich für eine vergleichbare Wirkung auf CBASP-kundige Zuhörer auch auf offener Bühne mit einem Ruck die Hose herunterziehen können.

Begründer der Therapie mit dem sperrigen Namen ist der US-amerikanische Psychologe James McCullough, der im Jahr 2000 die erste Auflage seines CBASP-Manuals veröffentlichte.[25] Sein therapeutisches Verfahren hat sich auf eine sehr spezifische Patientengruppe spezialisiert, nämlich auf Personen, die an chronischen Depressionen leiden. Die zentrale Überlegung der Therapie ist, dass Unbeholfenheit im Umgang mit anderen Menschen dazu führen kann, dass eine Depression entsteht und dauerhaft bestehen bleibt. Wer eigene Hemmungen nicht überwinden kann, häufig in Streitigkeiten gerät oder immerzu Ablehnung erfährt, fühlt sich irgendwann ohnmächtig und verliert das Vertrauen, das eigene Schicksal beeinflussen zu können.

Die Therapie arbeitet mit einer Idee, die eigentlich eher in tiefenpsychologischen Psychotherapien zu finden ist: »Übertragung«. Gemeint ist damit so etwas wie die Erwartung, auf welche Weise andere Menschen auf mich reagieren werden, wenn ich ein bestimmtes Verhalten zeige. So könnte jemand z. B. deswegen immer die eigene Meinung zurückhalten, weil er von seinem cholerischen Vater in der Kindheit immer zur Schnecke gemacht wurde, wenn er diese äußerte. Nun ist er auch als Erwachsener auf extreme Weise zurückhaltend, weil er auch bei anderen Menschen entsprechende Reaktionen erwartet. Oder anders gesagt: Er »überträgt« das väterliche Verhaltensmuster in seiner Vorstellung auf andere Personen – ein unbewusstes Vorurteil, gespeist aus persönlicher Erfahrung. In CBASP werden solche prägenden Kindheitserfahrungen »Stempel« genannt und bereits in den ersten Therapiesitzungen genauestens analysiert. Die Therapie soll letztlich zu der Erkenntnis führen, dass Menschen völlig unterschiedlich sind und man daher bislang vermiedenes Verhalten ruhig mal ausprobieren kann.

Eine weitere Idee bei CBASP ist, dass es eine bestimmte Störung während der psychischen Entwicklung eines Menschen gibt, welche die Entstehung einer chronischen Depression begünstigt. Ein entscheidendes Merkmal dieser Störung ist ein geistiger Filter, durch den der Mensch die Auswirkungen des eigenen Handelns auf das Verhalten anderer Menschen nicht erkennt – diese scheinen stets ganz aus sich selbst heraus feindselig zu agieren. In CBASP heißt so etwas »präoperatorisches Funktionsniveau«. Man könnte es wohl auch als eine Form der Egozentrik bezeichnen.

Eine Besonderheit bei CBASP ist auch, dass die persönliche Beziehung zwischen Therapeut und Klient ein Thema darstellt, das in aufwendiger Weise analysiert wird. Der Therapeut offenbart hierzu regelmäßig die eigenen Empfindungen, die durch bestimmte Äußerungen des Klienten ausgelöst wurden, z. B. nach einem feindseligen Kommentar.

Ziel ist es, die Aufmerksamkeit auf die Tatsache zu lenken, dass das eigene Handeln Auswirkungen hat. Eine weitere Technik besteht darin, den Klienten nach einer kritischen Verhaltensweise aufzufordern, die Reaktion des Therapeuten mit der Reaktion einer prägenden Bezugsperson aus der Vergangenheit zu vergleichen – die sogenannte »interpersonelle Diskriminationsübung«. Für so manchen Psychotherapeuten mag eine derartige Selbstoffenbarung eine ungewohnte Herausforderung darstellen. Vor allem für solche Behandler, die es gewohnt sind, selbst einfache Fragen nach persönlichen Dingen mittels geschickter Ablenkungsmanöver abzuwehren.

Der Hauptteil von CBASP besteht in der ausführlichen Analyse problematischer Alltagssituationen – diese können ganz banal sein, vielleicht ja ein Streit mit den Arbeitskollegen über die Frage, ob Emojis auf Geschäftsdokumenten nun trendy oder unseriös sind. Der Ansatz ist ganz pragmatisch: Zur Diskussion steht, ob das eigene Denken und Handeln dazu geführt hat, dass die Situation den gewünschten Verlauf nahm. Falls nein: Was will man in Zukunft anders machen? Im Rollenspiel wird dann geübt, wie man idealerweise hätte reagieren sollen, um ein besseres Resultat zu erzielen. Das kommt Ihnen bekannt vor? Kein Wunder, dieser Teil ist klassische KVT.

Auch CBASP ist in Deutschland heute in allen größeren Städten anzutreffen. Wie DBT wird auch diese Therapieform besonders häufig in psychiatrischen und psychosomatischen Kliniken angeboten. Auf folgender Website finden Sie ein Verzeichnis zertifizierter CBASP-Therapeuten: www.cbasp-network.de.

Schematherapie

Gespräche mit dem anderen Ich

Wer sich nicht für eine bestimmte Therapieform entscheiden kann und am liebsten von allem ein bisschen hätte, der wird sich vielleicht für Schematherapie begeistern können. Hier bekommt man kognitive Verhaltenstherapie, Tiefenpsychologie und sogar Gestalttherapie. Die Zielgruppe: Menschen mit chronischer Depression oder einer Persönlichkeitsstörung. Begründer ist der US-amerikanische Psychologe Jeffrey Young, Verhaltenstherapeut und ehemaliger Kollege von Aaron Beck im »Beck Institute for Cognitive Behavior Therapy«. Zur Entstehungsgeschichte der Schematherapie erzählte Young 2008 in einem Interview, dass ihm kognitive Therapie nicht bei der Bewältigung eigener Probleme habe helfen können, wohl aber Gestalttherapie.[26] Diese Erfahrung habe ihn angeregt, ein neues Therapieverfahren zu entwickeln, das die Ideen und Techniken verschiedener Therapieschulen zusammenführt. 2003 veröffentlichte Young die erste Ausgabe seines Manuals »Schema Therapy: A Practitioner's Guide«.[27]

Aber was ist nun eigentlich ein »Schema«? Es handelt sich dabei um etwas, das den »Stempeln« bei CBASP ähnelt, ebenso den »Grundüberzeugungen« der kognitiven Therapien von Beck und Ellis – also das Resultat prägender Kindheitserfahrungen, manifestiert in der Gegenwart als problematisches Verhältnis zu sich selbst und anderen Menschen. Eine Kollektion typischer Problembereiche findet sich hier in Form 18 spezifischer Schemata wie »Misstrauen«, »Unterwerfung« oder »Grandiosität«. Letzteres mag sich gar nicht so schlecht anhören, aber bedenken Sie bitte das Konfliktpotenzial mit den übrigen Menschen auf diesem Planeten, wenn diese Ihre Grandiosität einfach nicht anerkennen wollen.

Die Therapie besteht zu einem großen Teil aus der Klärung, welche Kindheitserlebnisse für die Entstehung der Schemata verantwortlich sind und welche menschlichen Grundbedürfnisse zur damaligen Zeit nicht ausreichend befriedigt wurden. Der Therapeut nimmt dabei in kleinen Rollenspielen den Elternpart ein und gibt seinem Klienten als optimierte Vater- oder Mutterversion nachträglich das, was früher zu kurz kam – z. B. Ermutigung oder sogar eine tröstende Umarmung. Diese Art therapeutischer Fürsorge nennt sich in der Schematherapie »Nachbeelterung«. Etwas Fantasie ist gefragt, wenn der nachbeelternde Schematherapeut 30 Jahre jünger ist als sein Klient.

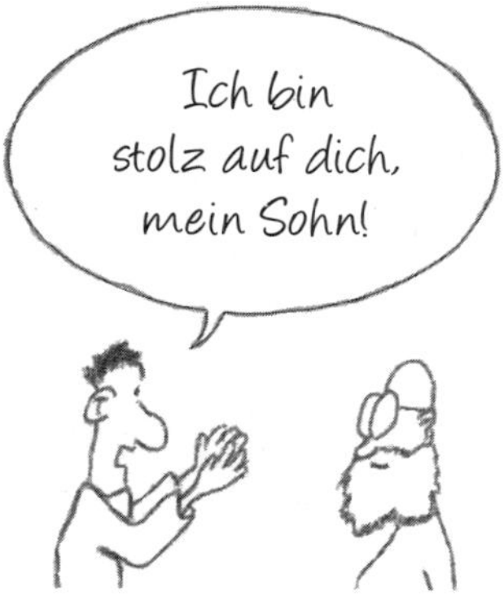

In der Schematherapie kommt auch eine spezielle Technik aus der Gestalttherapie zum Einsatz: der »Stuhldialog«. Dabei setzt sich ein Klient vor einen oder mehrere leere Stühle und stellt sich vor, Aspekte des eigenen Ichs würden dort sitzen. Diese Persönlichkeitsfacetten werden in der Schematherapie »Modi« genannt und haben dort Namen wie »das wütende Kind«, »der innere Kritiker« oder »der gefügige Mitmacher«. Dann findet ein Gespräch mit den imaginierten Selbsten statt, moderiert vom Schematherapeuten. Diese Übung soll dabei helfen, das eigene Fühlen und Handeln besser zu verstehen und eine größere innere Distanz zu den Problemfiguren herzustellen.

Auch Schematherapie ist heute – neben DBT, CBASP und ACT – ein fester Bestandteil des Fortbildungsangebots für Psychotherapeuten. Ausbildungsinstitute gibt es in fast allen größeren Städten. Wer sich als Klient für die Therapie interessiert, findet auf folgender Webseite ein internationales Therapeutenverzeichnis: www.schematherapysociety.org.

Acceptance and Commitment Therapy (ACT)

Im Kampf mit der »Gedankenmaschine«

Auch diese Therapieform wird üblicherweise nur in abgekürzter Form ausgesprochen – wie gehabt nicht als Buchstabenfolge, sondern wie das englische Wort für »Tat«. Begründer ist der US-amerikanische Psychologe Steven C. Hayes. Sie kennen ihn bereits als den Herrn, der die Geschichte der Verhaltenstherapie in drei Wellen aufgeteilt hat.

ACT kann man sich als eine Art Achtsamkeitstraining vorstellen, bei dem auch Kognitionen eine Rolle spielen. Ein großer Unterschied zu den kognitiven Therapien von Beck und Ellis besteht allerdings darin, dass es bei ACT nicht um die Inhalte von Gedanken geht und demnach auch keine philosophische Diskussion über deren Richtigkeit oder Falschheit stattfindet. Stattdessen geht es hier darum, wie man am besten mit lästigen Negativ-Gedanken umgehen sollte. Das Ziel: die nicht wertende Betrachtung. Zur Veranschaulichung des angepeilten Mindsets wird hier oft angeregt, sich Gedanken z. B. wie Blätter vorzustellen, die in der Strömung eines Flusses vorbeischwimmen. Hier gibt es durchaus Variation: Beim ACT-Therapeuten in der Nachbarpraxis mag es stattdessen um Wolken gehen, die am Himmel vorbeiziehen, oder um Autos, die hupend an Ihnen vorbeibrausen. Die Botschaft dabei bleibt stets die gleiche: Gedanken kommen und gehen. Man muss nicht zwingend auf sie reagieren – egal, wie laut gehupt wird.

Die zu lernende ACT-Philosophie wird während der Sitzungen mittels einer Vielzahl kurzer Geschichten vermittelt. Ein Klassiker ist die Erzählung vom Menschen in der Grube. Hier geht es darum, dass sich jemand mit verbundenen Augen in einer tiefen Mulde befindet. Als Werkzeug zur Selbstrettung hat dieser nur eine Schaufel zur Hand. Der dödelige Protagonist der Geschichte fängt nun eifrig an zu graben, was ihm natürlich in keinster Weise dabei hilft, sich aus der Situation zu befreien. Der Witz der Geschichte: Der Dödel sind Sie! Und zwar deswegen, weil Sie bislang an ineffektiven Problemlösungen festgehalten haben. Die Lösung für das Grubenproblem: Akzeptieren, dass man in der Patsche sitzt, und Beendigung des unsinnigen Aktionismus.

Eine weitere Geschichte bei ACT handelt von einer bizarren Situation wie aus einem James-Bond-Film. Sie sitzen gefesselt vor einem Käfig voller Giftschlangen, während ein Messgerät an Ihrem Körper kleinste Anzeichen von Nervosität erfasst. Die Spielregel des sadistischen Entführers: Zeigt das Gerät Ängstlichkeit an, werden die Giftschlangen auf Sie losgelassen. Stellen Sie sich an dieser Stelle bitte den ACT-Therapeuten vor, der Sie mit einem Ausdruck wissenden Lächelns fragt: »Was glauben Sie, was nun geschieht?« Der Clou der Geschichte besteht dann übrigens darin, dass Gedanken sich nicht willentlich unterdrücken lassen. Daher haben Sie nun besser ein geniales James-Bond-Gadget zur Befreiung im Ärmel oder Sie sind Schlangenfutter. In der ursprünglichen Version von Steven Hayes haben Sie übrigens ganz banal eine Pistole an der Schläfe.

Aber es gibt auch praktische Übungen. ACT-Therapeuten haben manchmal ein langes Seil in ihrer Praxis und fordern ihren Gast zu einem Match im Tauziehen heraus. Idealerweise gelingt es dem Klienten trotz aller Verausgabung nicht, den Wettkampf für sich zu entscheiden, denn das gibt dem ACT-Therapeuten die Chance, die eigentliche Botschaft anzubringen: Nicht alle Kämpfe im Leben müssen unbedingt gewonnen werden. Die Plackerei kann auch dadurch beendet werden, die aussichtslose Bemühung aufzugeben und das Seil einfach loszulassen. Problematisch wird die Vermittlung dieser Botschaft allerdings dann, wenn ein kräftiger Klient den ACT-Therapeuten mühelos am Seil durch den Raum fliegen lässt.

In den Gesprächen soll der Klient lernen, die eigenen Gedanken nicht allzu ernst zu nehmen. Der ACT-Therapeut nennt so etwas »Defusion« und hat hierfür einige Übungen im Angebot: z. B. einen persönlich bedeutsamen Negativ-Gedanken wie »Ich bin ein Versager und alle hassen mich« einfach mal laut zu singen oder ihn wiederholt mit ulkiger Micky-Maus-Stimme auszusprechen. Im Gegensatz zu vielen anderen Techniken der dritten Welle ist diese Übung nicht unbedingt dazu geeignet, sie in der Öffentlichkeit durchzuführen.

Anstatt sich mit dem ständigen Output seiner »Gedankenmaschine« zu beschäftigen, schlägt ACT vor, sich auf die wirklich wichtigen Dinge im Leben zu konzentrieren. Was das für Sie persönlich ist, finden Sie hier möglicherweise durch Übungen heraus, bei denen Sie den eigenen Grabstein beschriften, ein neues Leben als Lottomillionär imaginieren oder sich aus Zettelschnipseln mit Vorschlägen wie »meine Spiritualität entfalten« ein paar Favoriten herauspicken. Die Klärung persönlicher Werte ist allerdings kein ACT-spezifischer Inhalt, sondern ein psychotherapeutisches Universalthema, das in nahezu jeder Art von Therapiegespräch auftaucht.

ACT steht bei Verhaltenstherapeuten zurzeit hoch im Kurs. Anekdotenhaft ist zu hören, dass es auch unter Psychiatern viele begeisterte ACT-Fans geben soll. Wenn Sie einen ACT-Therapeuten suchen, finden Sie auf folgender Seite eine entsprechende Liste: www.dgkv.info.

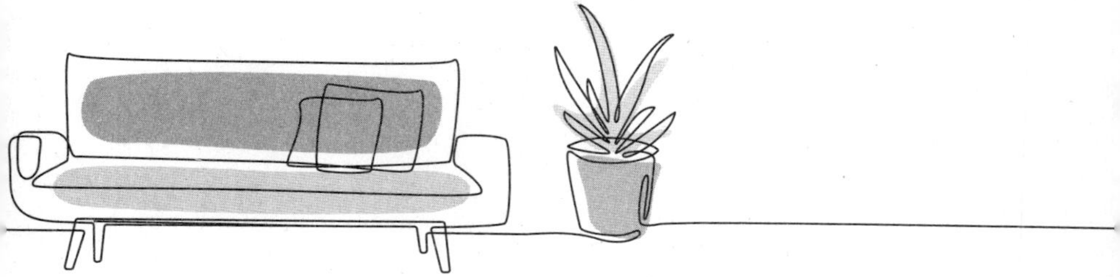

Zu Besuch in der Praxis

Machen wir nun einen Sprung in die Gegenwart und betreten eine typische verhaltenstherapeutische Praxis im Jahr 2024. Was werden wir dort vorfinden? Elektroschock-Applikatoren für Klienten, die zu spät zum Termin erscheinen? Trainierte Tauben, die auf kleinen Tabletts Erfrischungen servieren? Im folgenden Kapitel erfahren Sie, welche Erscheinungen aus der Geschichte der Verhaltenstherapie den Test der Zeit bestanden haben und wie eine Therapie heute klassischerweise abläuft.

Therapeuten à la carte

Wer ist der Richtige?

Kommen Sie als Klient in eine verhaltenstherapeutische Praxis, dann werden Sie eine Entdeckung machen, die zu Enttäuschung führen könnte: Es gibt keine Couch. Hundert Jahre Hollywood haben das Bild des liegenden Klienten etabliert, der dem hinter ihm sitzenden Psychotherapeuten sein geheimes Innenleben offenbart. Diese Szene zeigt allerdings das klassische Behandlungssetting der Psychoanalyse, nicht aber das der Verhaltenstherapie. Hier sitzen Sie üblicherweise auf einem Stuhl, dessen Komfort sich von Praxis zu Praxis immens unterscheidet. Sie können auf dem sündhaft teuren Ledersessel mit Massagefunktion landen, aber auch auf Hinternschmerz-Modell »Martin« von IKEA. Eine kleine selbst durchgeführte »Studie«, die aus der Sichtung Hunderter Bilder von VT-Behandlungsräumen bestand, ermittelte folgendes Modell als mutmaßlichen Stuhl-Favoriten von Verhaltenstherapeuten:

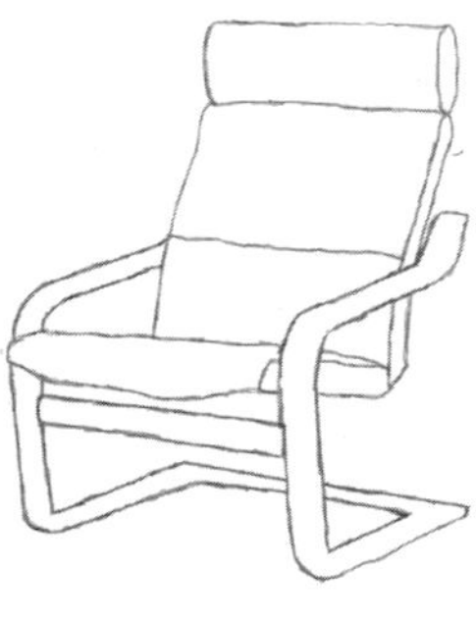

Klassiker »POÄNG« von Ikea. Die biegsame Konstruktion erlaubt beim Sitzen ein leichtes Auf-und-ab-Wippen.

Auch die Verhaltenstherapeuten selbst sind so unterschiedlich wie ihr Mobiliar. Es gibt junge Therapeuten, die nach ihrem Psychologiestudium bereits im Alter von 25 Jahren in VT-Ausbildungsambulanzen oder Kliniken beschäftigt sind, wie auch alte Therapeuten, die weit nach dem Renteneintrittsalter noch eine Praxis betreiben. Es gibt eine große Zahl weiblicher Therapeuten und eine weitaus kleinere Zahl männlicher Therapeuten. Es gibt …

… den Lehrertyp, der gerne am Flipchart steht und Arbeitsblätter verteilt,
… den empathischen Zuhörer, der Sie verständnisvoll anlächelt und selbst wenig redet,
… den »Dritte-Welle«-Guru, der Ihnen Rosinen zum Erforschen anbietet,
… den »Tacheles«-Therapeuten, der Ihnen humorvoll-provokativ den Spiegel vorhalten möchte,
… den »Was wollen Sie eigentlich von mir?«-Therapeuten, der konkrete Anweisungen zur Therapiegestaltung begrüßt,
… den charismatischen Therapeuten, von dem alle Klienten begeistert sind, obwohl er keine erkennbaren Therapietechniken anwendet.

Und viele mehr.

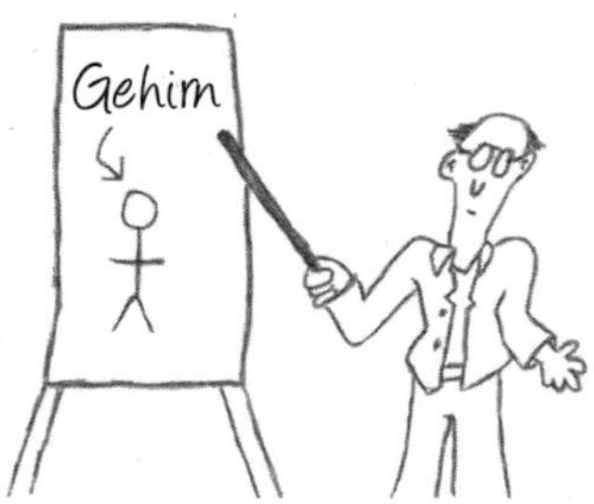

Der Lehrer

Zu Beginn der Sitzung werden die Hausaufgaben überprüft. Danach folgt ein kurzer Test, inwieweit Sie sich an das Kiesler-Modell der komplementären Reaktionstendenzen aus der letzten Sitzung noch erinnern können.

Wenn Sie zum ersten Mal eine verhaltenstherapeutische Praxis betreten, begrüßt Sie der Therapeut oft mit einem kurzen Small Talk der Marke »Haben Sie gut hergefunden?«, bietet Ihnen eine Tasse Früchtetee an oder lässt Sie erst mal einen Therapievertrag unterschreiben, in dem Sie sich zur Zahlung eines hohen Ausfallhonorars verpflichten, falls Sie einen nicht wahrgenommenen Termin nicht 24 oder 48 Stunden vorher abgesagt haben. Anschließend nehmen Sie Platz und es beginnt das eigentliche Therapiegespräch.

Den Einstieg übernimmt hier meist der Therapeut, er fragt z. B.: »Was kann ich für Sie tun?«, »Was führt Sie zu mir?« oder »Wie kann ich Ihnen helfen?«. Hin und wieder können Sie allerdings auch einem Behandler begegnen, der einfach nur schweigend vor Ihnen sitzt und im Stillen Ihre Reaktion auf diese seltsame Situation beobachtet. Wenn Sie dann anfangen, von dem Problem zu erzählen, das Sie in diese Praxis geführt hat, werden Sie bei einem Verhaltenstherapeuten häufig das sogenannte »aktive Zuhören« beobachten können. Dabei macht der Therapeut diejenigen Geräusche, mit denen er seinem Klienten signalisiert, dass er mit seiner Aufmerksamkeit ganz bei ihm ist. Die Palette reicht dabei von einem einfachen »Mhm!« bis hin zu längeren Versionen wie »Ach, du meine Güte!«. Bei männlichen Therapeuten ist es manchmal auch nur ein kurzer Grunzlaut.

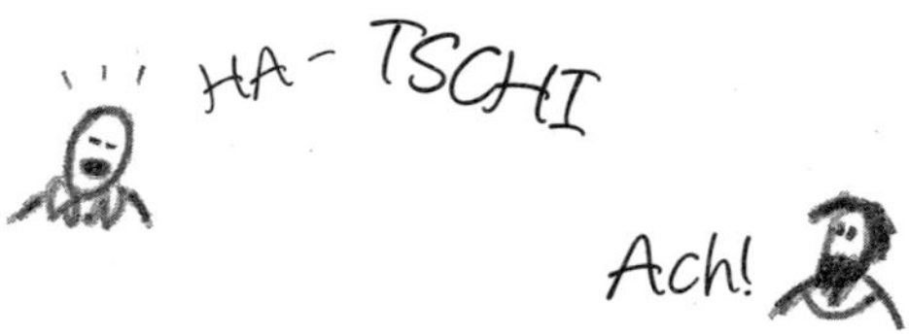

Man mag nun glauben, dass jeder Mensch mühelos in der Lage wäre, auch ohne Psychologiestudium oder psychotherapeutische Ausbildung »aktives Zuhören« anzuwenden. Dennoch gehen verhaltenstherapeutische Ausbildungsinstitute hier auch mal auf Nummer sicher und veranstalten Workshops zur Schulung dieser »Technik«. Stellen Sie sich hierzu bitte einen Haufen angehender Therapeuten Ende zwanzig vor, die einander in Zweierpaaren gegenübersitzen und im gestellten Therapiegespräch Timing und Klangfarbe der persönlichen Feedback-Vokalisation trainieren.

Die fortgeschrittene Variante des aktiven Zuhörens besteht darin, das eben Gesagte in leicht veränderter Form noch einmal wiederzugeben – dies wird auch als »Paraphrasierung« oder »Reflexion« bezeichnet. Die Simpel-Version davon ist sogar etwas für wenig Wortgewandte: Hier wird ein Satz eins zu eins als Frage zurückgegeben.

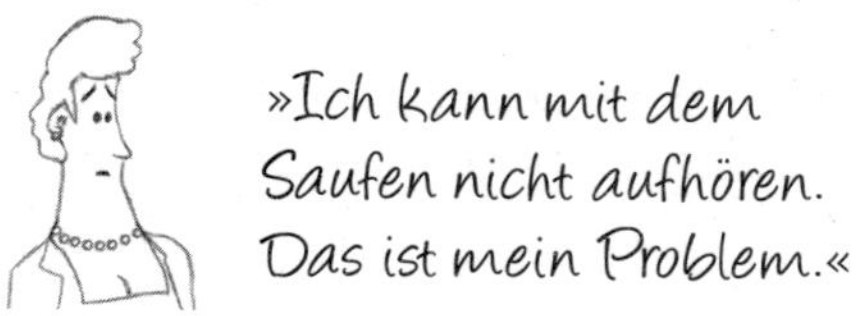

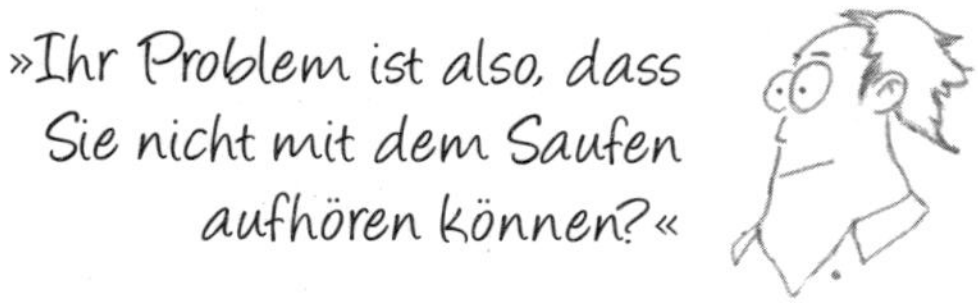

Wenn Sie ein Gespräch auf diese Weise führen, wird es Ihrem Gegenüber allerdings schnell langweilig. Diese Technik können Sie wunderbar auf Partys anwenden, um unangenehme Gesprächspartner zu vergraulen – werden Sie einfach selbst einer. Die schwierigere Version dieser Technik besteht darin, den Sinn eines Satzes beizubehalten und daraus etwas Neues zu machen. Dies beweist Ihrem Gegenüber, dass Sie sich geistig mit dem Inhalt auseinandergesetzt haben.

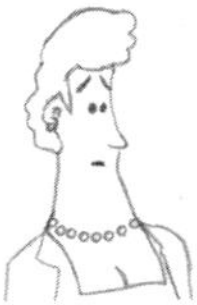

»Ich kann mit dem
Saufen nicht aufhören.
Das ist mein Problem.«

»Dass Sie Ihren Alkoholkonsum
nicht gut unter Kontrolle haben,
bringt einige Schwierigkeiten mit
sich – ist es das, was Sie meinen?«

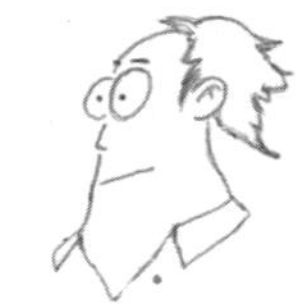

Die Experten-Version des aktiven Zuhörens gibt zusätzlich eine Rückmeldung über die vermeintlichen Gefühle, Wünsche und Appelle, die man in einer Äußerung wahrzunehmen glaubt.

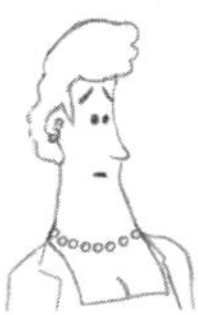

»Ich kann mit dem
Saufen nicht aufhören.
Das ist mein Problem.«

»Ich sehe, dass Sie sehr verzweifelt
darüber sind, dass die Sucht
Sie so im Griff hat. Sie fühlen sich
hilflos und wollen etwas verändern.«

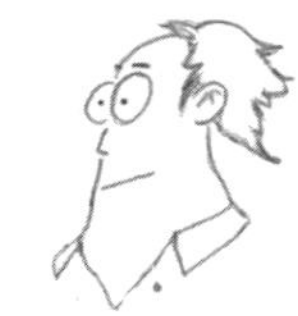

Hier sind wir wieder bei dem Gedanken vom Anfang des Kapitels: Verhaltenstherapeuten sind so unterschiedlich wie ihr Mobiliar. Vielleicht erhalten Sie auf die Äußerung: »Ich kann mit dem Saufen nicht aufhören. Das ist mein Problem« auch eine ganz andere Reaktion …

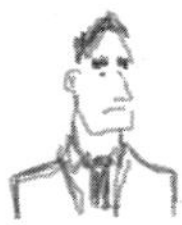

»Und was erhoffen Sie sich da jetzt von mir?«

»Wissen Sie, was Achtsamkeit ist?«

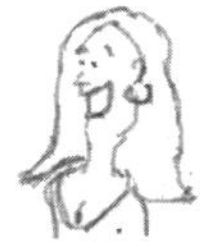

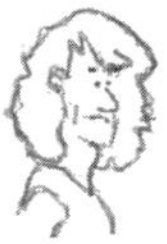

»Bist du jetzt im Moment gerade betrunken, meine Liebe?«

»Wie fühlt sich das für Sie an, mir davon zu erzählen?«

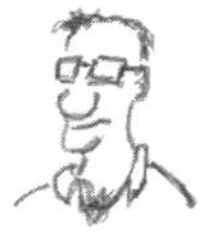

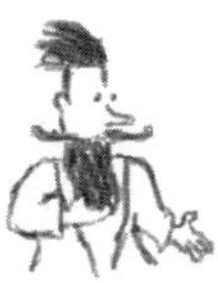

»Mr. Johnny Walker sitzt also bei Ihnen zu Hause mit auf der Couch …«

»Sprechen Sie es bitte ganz klar aus: ›Ich habe ein Alkoholproblem!‹«

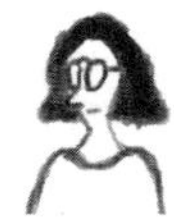

Eine einzelne Sitzung beim Verhaltenstherapeuten dauert in den meisten Fällen exakt 50 Minuten. Da Klienten im Stundentakt erscheinen, bleiben dem Therapeuten also genau 10 Minuten Zeit für die schriftliche Anfertigung eines Stundenprotokolls, die Vorbereitung auf die nachfolgende Sitzung sowie einen kurzen Moment des entspannten Wippens im POÄNG-Sessel. Dies zur Erklärung, falls Sie mal einem Therapeuten begegnen sollten, der Sie nach 49 Minuten und 59 Sekunden flehend anzublicken beginnt, dass Ihre Erzählung nun bitte zu einem Ende kommen möge. Übrigens gibt es in der Psychotherapiepraxis das mysteriöse Phänomen, dass in der allerletzten Therapieminute von Klienten oft noch überraschend ein Thema von gewaltigem Ausmaß angesprochen wird, das jeglichen Inhalt der vorangegangenen 49 Minuten weit in den Schatten stellt und für dessen Besprechung nun keine Zeit mehr bleibt. Wenn Sie Lust haben, dann entwickeln Sie doch mal eine psychologische Theorie, woran das liegen könnte.

Diagnostik

Die Vermessung eines Problems

Ein Verhaltenstherapeut ist im Verlauf der ersten Gespräche auf der Suche nach ganz bestimmten Informationen und wird entsprechende Fragen stellen. Wichtig ist für ihn vor allem die Klärung, welche konkreten Probleme vorliegen, also z. B. »Unfähigkeit, Freude zu empfinden« oder »starke Angst vor Situationen, in denen eine spontane Flucht nicht möglich ist«. Dies ist für einen Verhaltenstherapeuten deshalb so wichtig, weil er beabsichtigt, aus den oft komplexen Schilderungen persönlicher Schwierigkeiten eine klare Diagnose abzuleiten. Jede Diagnose hat einen markanten Namen sowie einen eigenen Buchstaben-Zahlen-Code, wie z. B. F32.0 für »Leichte depressive Episode« oder F45.2 für »Hypochondrische Störung«. Diagnosen haben den Vorteil, dass hier eine komplizierte Kombination psychosomatischer Erscheinungen in einem einzelnen Begriff gebündelt wird. Ein nachteiliger Aspekt der Verwendung von diagnostischen Begriffen ist, dass durch diese der Eindruck erweckt werden kann, die Diagnose selbst »sei« die eigentliche Ursache eines Problems. Hat jemand deswegen Angst vor Höhen, *weil* er an »Akrophobie« leidet? Oder hat jemand Angst vor Höhen und für dieses psychische Phänomen stellen die diagnostischen Manuale den Begriff »Akrophobie« bereit? Das Thema ist überraschend kontrovers – Sie finden immer Menschen, die klar zu der einen oder der anderen Betrachtung tendieren.

Die Diagnostik psychischer Störungen basiert auf zwei Büchern, die quasi jeder Verhaltenstherapeut bei sich im Regal stehen hat: »Internationale statistische Klassifikation der Krankheiten und verwandter Gesundheitsprobleme« (ICD-10) der World Health Organization

(WHO) sowie »Diagnostic and Statistical Manual of Mental Disorders« (DSM-5) der American Psychiatric Association (APA). Die Zahlen kennzeichnen die jeweilige Fassung. Diese Bücher kann sich übrigens jeder kaufen. Greifen Sie also zu und zeigen Ihren Freunden und Verwandten, welche Merkmale psychischer Störungen Sie bei diesen identifizieren können. Ihr Umfeld wird Sie dafür lieben.

Eines sollte man bei psychiatrischen Diagnosen nie vergessen: Was als Krankheit erachtet wird und was als gesunde Normalität, ist eine von Psychiatern und Psychologen beschlossene Festlegung. Die Entscheider orientieren sich dabei an der Forschung – wie auch am Zeitgeist. Beispielsweise war Homosexualität bis 1974 im DSM-II noch als psychische Störung enthalten, verschwand aber mit Erscheinen des DSM-III. Die aktuelle Fassung DSM-5 steht in der Kritik, weil hier neue Diagnosen für Dinge auftauchen, die bislang als normaler Teil des menschlichen Lebens galten.[28] Beispiele hierfür sind die »disruptive Affektregulationsstörung« (F34.8) für Kinder mit irrationalen Gefühlsausbrüchen oder die »leichte neurokognitive Störung« (G31.84) für ältere Leute, die etwas vergesslich sind, aber nicht dement.

Die Diagnostik einer Depression z. B. würde nach ICD-10 folgendermaßen ablaufen: Zunächst wird das Vorliegen depressiver Symptome überprüft, die hier in drei Hauptsymptome und sieben zusätzliche Symptome aufgeteilt sind. Um die Diagnose zu vergeben, müssen zwei Wochen lang mindestens zwei Hauptsymptome und einige zusätzliche Symptome auftreten, sodass es insgesamt mindestens vier Symptome sind.[29]

Hauptsymptome

Depressive Stimmung in einem für die Betroffenen deutlich ungewöhnlichen Ausmaß, die meiste Zeit des Tages, fast jeden Tag, im Wesentlichen unbeeinflusst von den Umständen und mindestens zwei Wochen anhaltend ○

Interessen- oder Freudeverlust an Aktivitäten, die normalerweise angenehm waren ○

Verminderter Antrieb oder gesteigerte Ermüdbarkeit ○

Anzahl der Hauptsymptome □

Zusätzliche Symptome

- Verlust des Selbstvertrauens oder des Selbstwertgefühls ○
- Unbegründete Selbstvorwürfe oder ausgeprägte, unangemessene Schuldgefühle ○
- Wiederkehrende Gedanken an den Tod oder an Suizid oder suizidales Verhalten ○
- Klagen über oder Nachweis eines verminderten Denk- oder Konzentrationsvermögens, Unschlüssigkeit oder Unentschlossenheit ○
- Psychomotorische Agitiertheit oder Hemmung (subjektiv oder objektiv) ○
- Schlafstörungen jeder Art ○
- Appetitverlust oder gesteigerter Appetit mit entsprechender Gewichtsveränderung ○

Anzahl der zusätzlichen Symptome ☐

Der Schweregrad einer Depression (leicht, mittel, schwer) ergibt sich dann aus der Gesamtzahl der Symptome, unter besonderer Berücksichtigung der Zahl der Hauptsymptome. Darüber hinaus gilt es noch einige Ausschlusskriterien zu beachten, z. B. ob es neben Stimmungstiefs auch Phasen übersteigerter Hochstimmung gibt, ob Gehirnerkrankungen bekannt sind oder ob die begutachtete Person Drogen konsumiert. Weiterhin wird auch noch der zeitliche Verlauf bewertet, also ob es in der Vergangenheit vielleicht schon öfter depressive Phasen gab oder ob es sich hier gar um einen jahrelangen Dauerzustand handelt. Wenn der Diagnostiker all diese Informationen hat, kann er daraus die passende Diagnose ableiten. Oder aber er kommt zu dem Ergebnis, dass bei der untersuchten Person die Kriterien für eine psychiatrische Diagnose nicht erfüllt sind.

Zur Diagnostik bestimmter Facetten eines Problems setzen Verhaltenstherapeuten auch gerne psychologische Tests ein. Deren Unterhaltungswert liegt allerdings leider meist weit unter dem der Therapieschulen-Konkurrenz. Zu den Tests, die Sie in VT-Praxen eher nicht antreffen werden, gehört z. B. der berühmte Rorschach-Test. Hier hätte Ihre Aufgabe darin bestanden, zu sagen, was das seltsame Gebilde auf dem folgenden Bild darstellen soll.

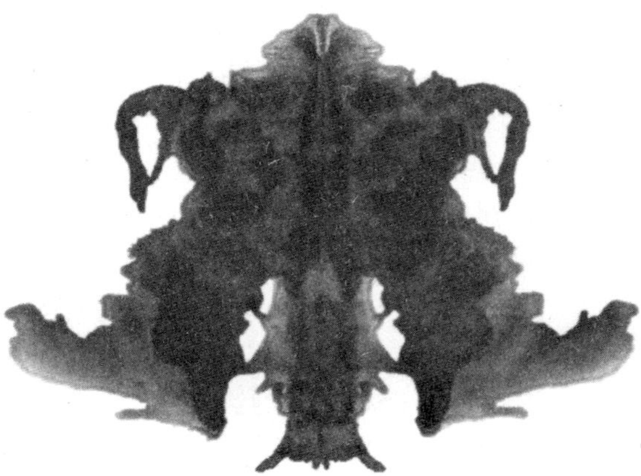

Was könnte das nur sein? Die Gag-Antwort »Ein Tintenklecks« bringt Ihnen hier keinen Schmunzler des Testleiters, sondern fließt direkt in die Bewertung Ihrer Persönlichkeit ein.[30]

Der Nachteil dieses Tests liegt auf der Hand: Die »richtigen« Antworten gibt's im Internet. Mit denen kann sich auch der Serienkiller als harmloser Biedermann tarnen. Im gezeigten Bild sind Sie übrigens auf der sicheren Seite, wenn Sie »ausgebreitetes Tierfell« sagen. Aber seien Sie bitte nicht beunruhigt, wenn Sie hier etwas völlig Absonderliches sehen. Das ist wahrscheinlich kein Anzeichen dafür, dass Sie verrückt sind. Während der Test in Deutschland inzwischen nur noch selten eingesetzt wird, ist er in Japan auch heute noch ein großer Hit.[31]

Ein weiterer Test, den Sie leider in VT-Praxen kaum zu Gesicht bekommen, ist der Rosenzweig Picture Frustration Test. In diesem sehen Sie kleine Zeichnungen von Menschen in einer Konfliktsituation. Die Sprechblase der einen Person ist bereits ausgefüllt, die der anderen sollen nun Sie ganz nach Wunsch betexten. Auf einem der Bilder sagt z. B. eine Frau zu ihrem Mann: »Ausgerechnet jetzt hast du deine Schlüssel verloren!« Beide stehen am Auto und der Mann kramt in seiner Hosentasche. Was lassen Sie diesen nun antworten? Vielleicht ein defensives »Es tut mir ja leid!« oder ein offensiveres »Wenn du mich hier verrückt machst, find ich sie auch nicht schneller!« oder vielleicht ein ganz forsches »Das ist nur deine Schuld, du dumme Nuss! Weil ich hier stundenlang mit dir rumlaufen muss!«. Ein äußerst kompliziertes Auswertungsverfahren diagnostiziert dann die Art und Weise, wie die Testperson mit Frustration umzugehen pflegt. Das ursprüngliche Bildmaterial stammt noch aus den 50er-Jahren, wodurch so manche Situation nicht mehr ganz zeitgemäß wirkt. Da gibt es z. B. einen Mann in einer Telefonzelle, der durch ein Missverständnis im Kontakt mit der Telefonvermittlung in eine peinliche Lage gerät.

Falls Sie Lust haben, dies einmal selbst auszuprobieren – auf der nächsten Seite finden Sie ein Motiv mit einer dem Zeitgeist entsprechenden Konfliktthematik. Was lassen Sie die Person rechts im Bild antworten?

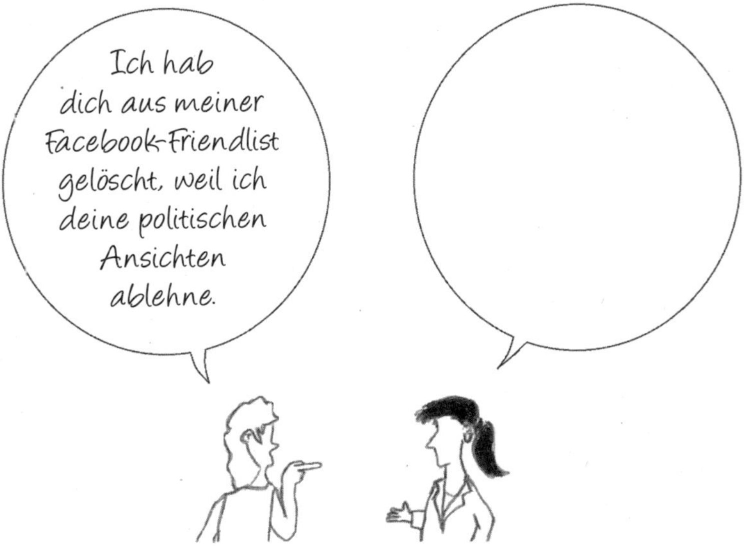
Ich hab dich aus meiner Facebook-Friendlist gelöscht, weil ich deine politischen Ansichten ablehne.

Kommen wir nun zu den Tests, die Sie in verhaltenstherapeutischen Praxen mit höherer Wahrscheinlichkeit antreffen werden. Meistens handelt es sich dabei um Fragebögen zur Lebensgeschichte, zu körperlichen oder psychischen Beeinträchtigungen, Auslösern von Angstreaktionen, Art und Häufigkeit problematischer Verhaltensweisen oder zu persönlichen Überzeugungen. Bei Letzterem werden Sie dann z. B. gefragt, wie sehr Sie bestimmten Aussagen zustimmen, etwa »Wenn ein Mensch um Hilfe bittet, dann ist das ein Zeichen von Schwäche« oder »Wenn jemand nicht meiner Meinung ist, dann heißt das, dass er mich nicht mag«.

Sehr verbreitet ist auch das Beck-Depressions-Inventar (BDI-II), bei dem Sie bewerten, wie intensiv 21 psychosomatische Symptome innerhalb der letzten zwei Wochen aufgetreten sind (z. B. Gefühl von Wertlosigkeit). Kamen Sie vor Beginn der Verhaltenstherapie im Test auf 50 Punkte (extrem depressiv) und liegen nun ein halbes Jahr später nur noch bei 3 Punkten, kann ein Verhaltenstherapeut daraus schlussfolgern, dass es Ihnen nun besser geht. Wenn Sie Glück haben, erkennt Ihr Therapeut das allerdings auch ohne psychodiagnostischen Fragebogen.

Zur Diagnostik von Persönlichkeitsstörungen verwenden Verhaltenstherapeuten gerne den SKID-II-Fragebogen. »SKID« steht dabei für »Strukturiertes Klinisches Interview für DSM-IV«. Auch wenn es inzwischen bereits ein DSM-5 gibt, wird der Fragebogen immer noch gerne verwendet. Ihre Aufgabe besteht hier darin, 117 Fragen wie »Kleiden Sie sich gern sexy, auch wenn Sie zum Beispiel nur zur Arbeit gehen oder Besorgungen machen?« mit »Ja« oder »Nein« zu beantworten. Bitte seien Sie unbesorgt, wenn Sie beim Lesen dieser Frage gerade deutlich zugestimmt haben. Um den Verdacht einer »histrionischen Persönlichkeitsstörung« aufkommen zu lassen, muss noch viel Weiteres bejaht werden. Der Fragebogen ist auch nur der erste Schritt – es folgt ein Interview, bei dem alle »Ja«-Antworten dahingehend überprüft werden, ob hier auch wirklich ein Kriterium für eine Persönlichkeitsstörung erfüllt wird. Der Knackpunkt dabei ist der große Interpretationsspielraum des Beurteilers. Denn das eigentliche Kriterium der »sexy Outfit«-Frage lautet: »Verhält sich in Sozialkontakten unangemessen aufreizend bzw. sexuell provokativ«. Welche Dekolleté-Tiefe hier also einer pathologischen Verführungsneigung entspricht, wird von Therapeut zu Therapeut sehr unterschiedlich beurteilt werden. Die Diagnostik von Persönlichkeitsstörungen beinhaltet trotz festgelegter Kriterien eine hohe Subjektivität und es kommt häufig zu sich widersprechenden Einschätzungen.

Es gibt unzählige psychodiagnostische Tests auf dem Markt, von denen einige überraschend teuer sind und weit über 1000 Euro kosten. Der Einsatz einer solchen Form der Diagnostik unterscheidet sich von Praxis zu Praxis deutlich. Einige Behandler werden Ihnen nach der ersten Sitzung einen Berg an Formularen aushändigen, der Sie tagelang beschäftigen wird. Andere verzichten vollständig darauf und stellen wichtige Fragen ganz einfach im persönlichen Gespräch.

Das persönliche Krankheitsmodell

Auf der Spur des »Warum«

Nachdem die Diagnose feststeht, geht es bei einer Verhaltenstherapie meist um die Frage, warum sich ein bestimmtes Problem innerhalb der eigenen Lebensgeschichte überhaupt entwickelte. Als Antwort wird Klienten hier oft eine recht allgemeine Erklärung angeboten: das »biopsychosoziale Krankheitsmodell«. Die Kernaussage besteht darin, dass eine psychische Erkrankung durch das Zusammentreffen mehrerer ungünstiger Faktoren entsteht:

Bio = körperliche Faktoren, wie z. B. eine genetisch bedingte Vulnerabilität, Gehirnschädigungen, hormonelle Störungen

Psycho = mentale Faktoren, wie z. B. Persönlichkeit, Grundüberzeugungen, dysfunktionale Kognitionen, Schemata, innere Konflikte

Sozial = Einflüsse der Umwelt, wie z. B. Qualität der familiären und freundschaftlichen Beziehungen, gesellschaftliche Integration, traumatische Erfahrungen

Im Grunde genommen ist das Modell aber nicht wirklich eine »Erklärung« psychischer Störungen. Denn eigentlich sagt es ja nur aus, dass alle möglichen Dinge an deren Entstehung beteiligt sein können und es dann – irgendwie – geschieht. Aber wie denn genau? Wie kam es dazu, dass Frau Schmidt heute zwanghaft alle numerisch erfassbaren Dinge in ihrem Alltag zählt – Autos, Bodenfliesen, Steine einer

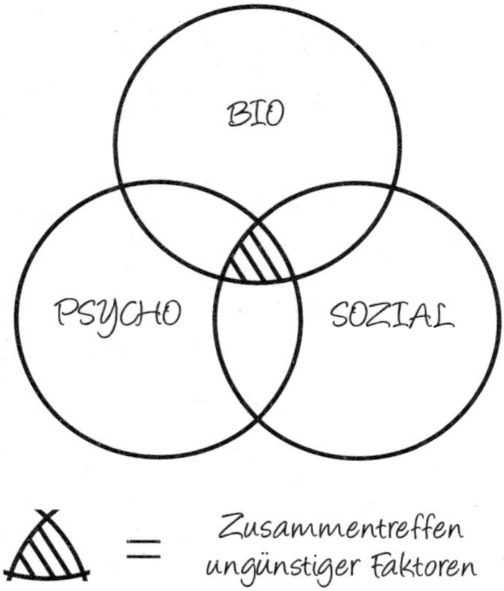

Mauer – und infolgedessen ständig zu spät zu Verabredungen und Geschäftsterminen erscheint? Zu rekonstruieren, wie sich so etwas entwickelt haben könnte, ist regelrechte Detektivarbeit. TV-Inspektor Columbo sucht bei seinen Mordfällen immer dreierlei: das Motiv, die Gelegenheit und die Methode. Auch ein Verhaltenstherapeut versucht bei seinen Fällen, drei Dinge zu ermitteln: die Disposition, den Auslöser und die Aufrechterhaltung.

Disposition

Das Wort »Disposition« bezeichnet in der Medizin und Psychologie eine individuelle Veranlagung. Neben genetischen Faktoren geht es in der Verhaltenstherapie vor allem um die Frage, welche früheren Erfahrungen einen Menschen so stark geprägt haben, dass er im späteren Leben eine psychische Störung entwickelte. Der Fokus liegt hier üblicherweise auf selbstschädigenden Überzeugungen und Verhaltensmustern. Beispielsweise kann die Grundhaltung »Ich darf keine eigenen Bedürfnisse haben, sonst bin ich ein asozialer Egoist« zu einem äußerst stressigen Leben führen. Wer diesen Gedanken konsequent lebt, wird häufig ausgenutzt und durch das Erweisen endloser Gefälligkeiten in den Burn-out getrieben. Die Analyse der Biografie eines Klienten fördert nun entweder Ereignisse zutage, aus denen sich eine plausible Entstehungsgeschichte des Denkmusters rekonstruieren lässt – oder auch nicht. In diesem Fall kann der Verhaltenstherapeut noch versuchen, aus den verfügbaren Informationsschnipseln eine mehr oder weniger sinnvolle Geschichte zu basteln, und darauf hoffen, dass nicht zu viele kritische Fragen gestellt werden.

Auslöser

Mit »Auslöser« ist ein kritisches Ereignis gemeint, das dem Beginn einer Symptomatik unmittelbar vorausgeht. Manchmal ist es offensichtlich, wie z. B. im Fall von Menschen, die nach Überleben eines schlimmen Flugzeugabsturzes Symptome einer posttraumatischen Belastungsstörung entwickeln. Auslöser: traumatisches Erlebnis. So eine Verursachung erscheint den meisten Menschen spontan nachvollziehbar. Bei vielen anderen Problemen zeigt sich der potenzielle Auslöser allerdings meist nicht in einer derartigen Klarheit.

Richten wir unsere Aufmerksamkeit noch einmal auf Personen mit spontanen Panikattacken in Alltagssituationen, stellt sich hier z. B. oft die Frage, warum das exakt zu diesem bestimmten Zeitpunkt begonnen hat und nicht etwa vor zwei Wochen oder einem Jahr. Was ist jetzt anders? Nur selten findet sich hier etwas, das in seinem Erklärungswert dem Flugzeugabsturz entspricht. Vielleicht mal ein schlechter Trip nach dem Konsum von Cannabis, der eine erste Panikattacke zur Folge hatte, auf die viele weitere folgten. Findet der Verhaltenstherapeut noch nicht einmal so etwas, lautet seine etwas allgemeine

Standardantwort zum Auslöser häufig: »Akkumulation von Stressfaktoren«. Und sollte mal eine Person auftauchen, die vor Einsetzen der Attacken ein eigentlich stressfreies Leben führte, kursiert noch eine ganz bestimmte Joker-Erklärung, der sich kaum etwas entgegensetzen lässt: *unbewusster* Stress.

Aufrechterhaltung

Stehen die Disposition und der Auslöser fest, stellt sich schließlich die Frage, warum eine psychische Störung nicht einfach wieder verschwindet, sondern vielleicht für Monate oder Jahre fortbesteht. Ein paar Dinge, die aus Sicht der Verhaltenstherapie Probleme aufrechterhalten, wurden in früheren Kapiteln schon thematisiert. Beispielsweise sozialer Rückzug und Inaktivität bei Depression, wodurch erschwert wird, neue Verstärker zu finden. Oder kognitive Muster, die kontinuierlich dazu führen, Dinge in einem zu negativen Licht zu sehen. Ängste werden häufig durch Sicherheits- und Vermeidungsverhalten aufrechterhalten, da hierdurch korrigierende Erfahrungen verhindert werden. Aber für die meisten Probleme muss ganz individuell analysiert werden, was sich verändern müsste, um eine Aufrechterhaltung zu unterbrechen. Glücklicherweise lösen sich Symptome aber auch manchmal spontan von selbst auf: durch Änderung der Lebensumstände. Nach Kündigung der Horror-Arbeitsstelle mit permanenten Überstunden und Dauerschimpf-Chef ist schon so manche Depression auch ohne kognitive Umstrukturierung oder sonstigen Therapieaufwand verflogen.

Therapieziele

Wie viel besser ist schon gut?

Eine Besonderheit der Verhaltenstherapie ist die Vereinbarung ganz konkreter Ziele. Fragt ein Therapeut seinen Klienten zu Beginn, was sich durch die Therapie ändern sollte, erhält er oft Antworten wie »weniger Schlafstörungen«, »keine Ängste mehr«, oder »größeres Selbstwertgefühl« – sehr gut nachvollziehbare Zielvorstellungen. In seinen heimlichen Träumen allerdings wünscht sich ein Verhaltenstherapeut Antworten wie diese:

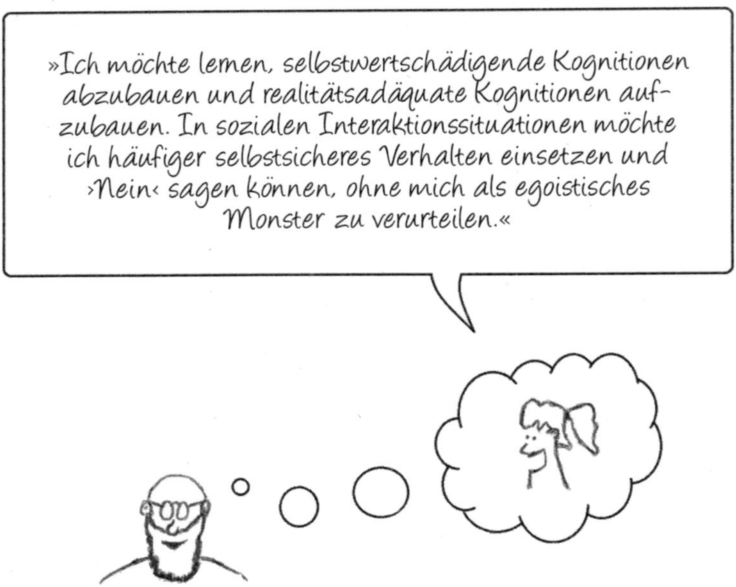

Therapieziele wie aus dem VT-Lehrbuch – da strahlt der Therapeut

Als gut gelten in der Verhaltenstherapie solche Ziele, die konkret und erreichbar sind, der eigenen Kontrolle unterliegen und bei denen der Fortschritt überprüfbar ist.

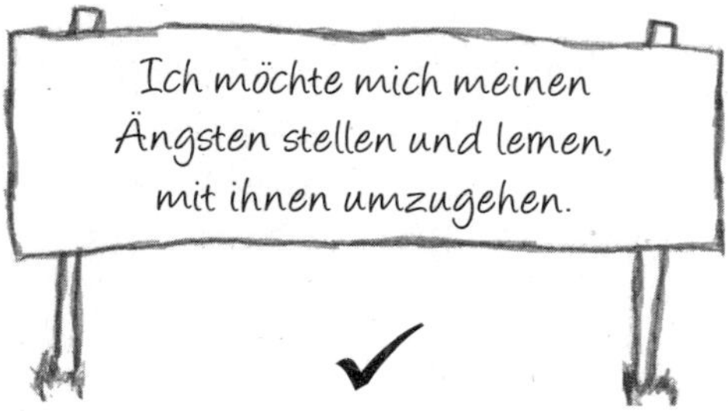

Konkret, überprüfbar und unterliegt der eigenen Kontrolle.

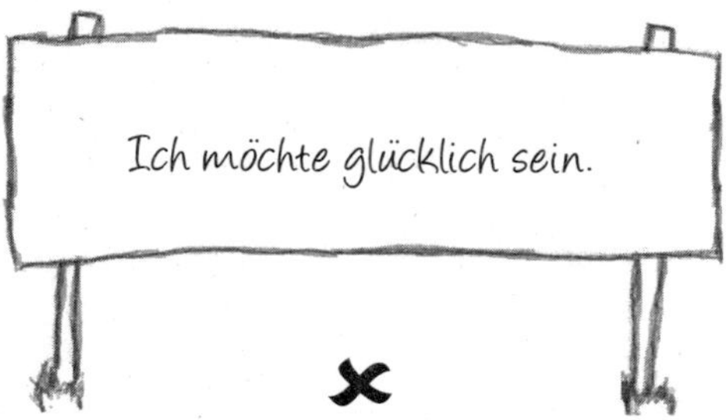

Ein sehr gut nachvollziehbares Ziel. Glücklich zu sein unterliegt allerdings nicht *direkt* der eigenen Kontrolle, sondern nur *indirekt*. Was müsste sich denn im Leben ändern, um glücklicher zu werden? Vielleicht wäre dies ein konkretes Ziel.

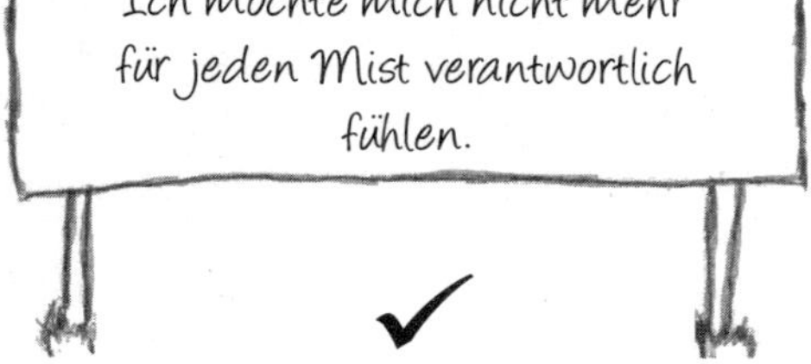

Ein kognitives Ziel, bei dem es um die Veränderung einer Denkgewohnheit geht. Auch wenn es bei so etwas schwerer sein kann, den konkreten Fortschritt zu überprüfen, ist es dennoch ein typisches Ziel für eine KVT.

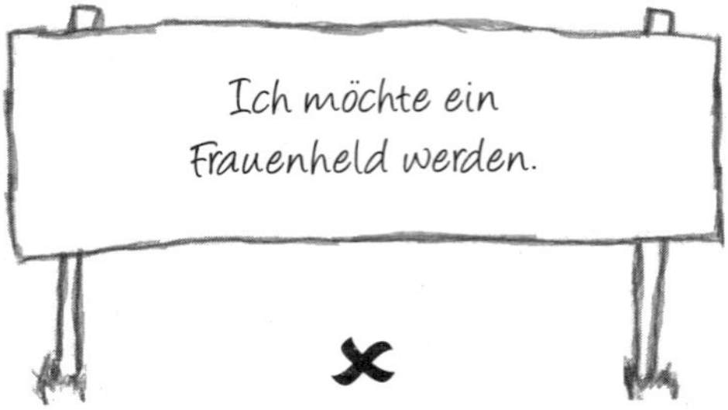
Ich möchte ein
Frauenheld werden.

Das Problem mit diesem Ziel ist nicht Ihre riesige Nase. Sondern, dass Sie nur das eigene Verhalten direkt kontrollieren können, nicht aber Ihre Wirkung auf andere. An den eigenen Social Skills zu arbeiten, wäre hingegen ein geeigneter Plan, der allerdings noch etwas konkretisiert werden sollte.

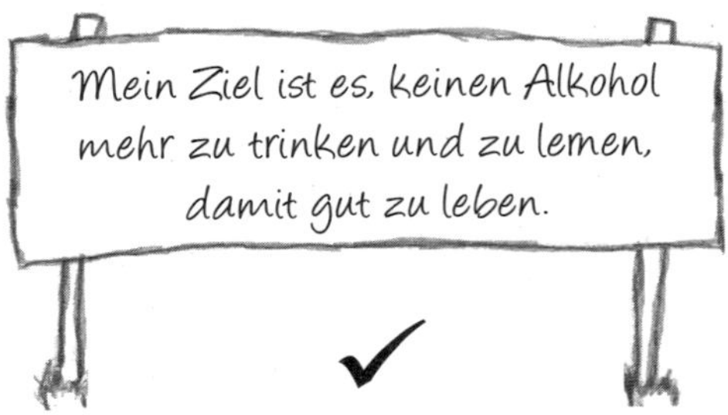
Mein Ziel ist es, keinen Alkohol
mehr zu trinken und zu lernen,
damit gut zu leben.

Konkretes Ziel, überprüfbarer Erfolg.

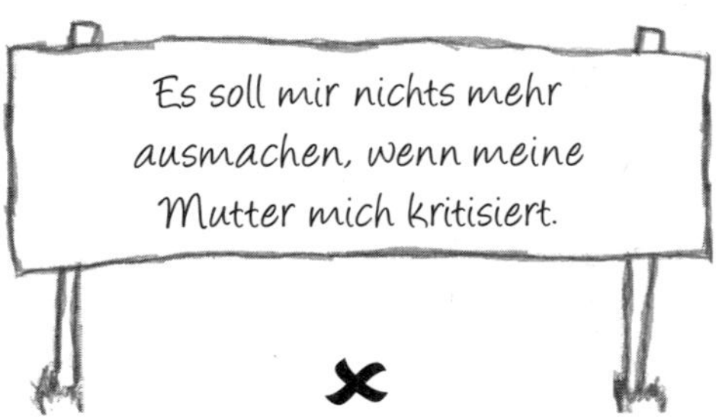
Es soll mir nichts mehr
ausmachen, wenn meine
Mutter mich kritisiert.

Na, ob das ein realistisches Ziel ist? Es gibt Mütter, da würde selbst der Buddha in die Luft gehen. Sie ahnen ja nicht, wie oft dieser Wunsch genannt wird.

Ein Verhaltenstherapeut ist in seiner Praxis mit einer Vielzahl unterschiedlichster Anliegen konfrontiert. Manchmal kommt da z. B. eine Frau, die einfach nur über ihren Mann schimpfen möchte, oder ein Mann, der einfach nur über seine Frau schimpfen möchte. Nicht wenige erhoffen sich vom »Experten« eine offizielle Bestätigung der eigenen Ansicht, dass der Partner durch und durch verrückt ist. Hin und wieder tauchen auch Fremdgeh-Männer auf, die von der Freundin oder Frau als eine Art Bußgang zur Psychotherapie geschickt werden. Hier soll das Interesse an anderen Frauen ausgetrieben werden und der Seitenspringer sich zum treuen Partner wandeln. Die Motivation für eine Psychotherapie liegt hier jedoch oft allein auf Seite der betrogenen Person. Vor dem Therapeuten sitzt dann ein Mensch, der mit flehendem Blick stillschweigend kommuniziert: »Hilfe! Bitte lassen Sie mich hier raus!« Nicht immer ist eine Verhaltenstherapie die richtige Anlaufstelle für ein Problem.

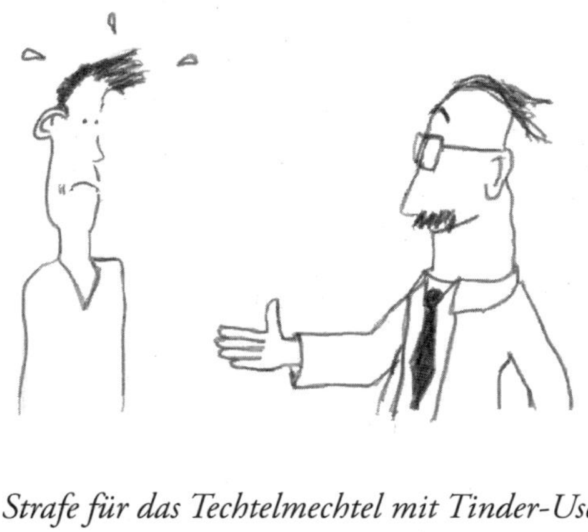

Die Strafe für das Techtelmechtel mit Tinder-Uschi: ab zum Psycho-Onkel! Hätte es nicht einfach eine deftige Ohrfeige sein können?

Es gibt auch Menschen, die Schwierigkeiten haben, ein Ziel für die Psychotherapie zu benennen. In so einem Fall zücken Verhaltenstherapeuten gerne die berühmte »Wunderfrage«. Die geht so: »Stellen Sie sich vor, nachts kommt eine Fee und lässt ein Wunder geschehen. Ihr Problem, das Sie in diese psychotherapeutische Praxis geführt hat, wurde weggezaubert. Sie haben davon allerdings nichts mitbekommen, weil Sie ja geschlafen haben. Woran merken Sie nun am nächsten Tag, dass Ihr Problem verschwunden ist?«

Im positiven Fall regt die Frage dazu an, Ideen für Veränderungen im eigenen Leben zu entwickeln.

Wenn die Antwort allerdings lautet: »Ich bemerke das Wunder dadurch, dass ich nun keinen Therapeuten mehr brauche«, ist man leider nicht viel weitergekommen.

Persönliche Ziele – Ziel Nr. ________

Was soll sich verändern?	
Wie soll die Veränderung erreicht werden?	
Wie kann der Erfolg objektiv festgestellt werden?	
Wie sähe ein Teilerfolg aus?	
Fortschritts-Check: Kleiner Fortschritt: + Großer Fortschritt: ++ Kein Fortschritt: -	Woche 1: Woche 2: Woche 3: Woche 4: Monat 1: Monat 2: Monat 6: Monat 12:

Interventionen

Der Werkzeugkasten einer VT-Praxis

Wenn die Therapieziele stehen, gilt es nun zu klären, wie diese erreicht werden sollen. Hierzu wird ein Verhaltenstherapeut bestimmte therapeutische Techniken vorschlagen – Interventionen. Diese sind oft individuell auf ein ganz bestimmtes Problem zugeschnitten, wie z. B. »Konfrontation mit Reaktionsverhinderung«. Hier bekommen Menschen mit einer Zwangsstörung beispielsweise den Auftrag, etwas zu berühren, das bei ihnen große innere Anspannung auslöst (z. B. einen Zigarettenstummel vom Straßenrand), *ohne* anschließend das übliche exzessive Reinigungsritual auszuführen. Die VT-Klassiker, denen Sie in Praxen am häufigsten begegnen werden, haben Sie bereits kennengelernt: Konfrontation mit angstauslösenden Stimuli, kognitive Umstrukturierung, Training der sozialen Fertigkeiten, Entspannungs- und Achtsamkeitsübungen. Aber das ist nur die Spitze des Eisbergs. In über 50 Jahren Verhaltenstherapie haben sich die Behandler einiges einfallen lassen, das helfen soll. Im Folgenden ein paar Kostproben.

GEDANKEN-STOPP

Technik zur Unterbrechung von Grübelei – und zugleich ein Interventionsklassiker aus der Frühphase des Behaviorismus. Klatschen Sie in die Hände und rufen Sie laut »Stopp!«, um ein starkes Signal zu setzen, dass mit dem sinnlosen Kopfzerbrechen jetzt Schluss ist. Reicht das nicht aus, können Sie den Schreckeffekt noch mit einer Bonus-Bestrafung erhöhen, etwa mit einer kurzen Aktivierung Ihres Elektroschock-Armbands. Das haben Sie sich doch nach Lesen des Kapitels »Aversionstherapie« gleich gekauft, oder etwa nicht?

IMPLOSION

Implosion ist Flooding – mit einem Unterschied: Die gefürchtete Situation wird nur in der Fantasie konfrontiert. Das Vorgestellte wird dabei in seiner Grauslichkeit drastisch auf die Spitze getrieben, sozusagen als Ausgleich dafür, dass Sie das bequem vom Therapiestuhl aus machen. Beachtenswert ist hier insbesondere die interessante Namensgebung. Eine Implosion findet statt, wenn z. B. ein U-Boot durch zu hohen Wasserdruck komplett zerquetscht wird. Zumindest wird hier ein Bild mitgeliefert, wie man sich als Klient bei Durchführung dieser Intervention möglicherweise fühlen wird.

META-KOGNITIVES TRAINING

Klassische kognitive Therapie mit neuem, trendigem Namen. Aber nun befinden wir uns auf der Meta-Ebene, wo es dann nicht nur um Gedanken, sondern vor allem um Gedanken über Gedanken geht – im Extremfall sogar um Gedanken über Gedanken über Gedanken. Dieser Ansatz befasst sich also mit der Analyse der Denkprozesse, die hinter den eigentlichen Überlegungen stehen, was auch als »Meta-Kognition« bezeichnet wird. Die spezielle Zielgruppe: Menschen mit Psychose oder Depression.

PROBLEMLÖSETRAINING

Hierbei handelt es sich um eine Art Brainstorming, wie ein unerwünschter Ist-Zustand in einen erhofften Soll-Zustand überführt werden kann. Für den Therapeuten kann es hier hektisch werden: Er steht am Flipchart und muss schnell alle geäußerten Ideen aufschreiben. Am Ende werden dann die Optionen diskutiert, unrealistische Herangehensweisen eliminiert, und im Idealfall bleibt dann noch irgendein Plan übrig, der nicht ebenfalls gestrichen werden muss.

ASSOZIATIONS-SPALTUNG

Technik zur Behandlung von Zwängen. Ziel ist dabei, automatische mentale Assoziationsketten wie »rot – Blut – HIV« abzuschwächen, indem man das Gehirn auf neue, harmlose Assoziationen trainiert, wie etwa »rot – Liebe« oder »Blut – Orange«. Dies geschieht, indem diese Wortverknüpfungen wiederholt gelesen und visualisiert werden.

SYMPTOM-VERSCHREIBUNG

Auch »umgekehrte Psychologie« oder »paradoxe Intervention« genannt. Diese kommt eigentlich aus der systemischen Therapie, ist aber auch in Praxen von Verhaltenstherapeuten sehr beliebt. Hierbei wird ein Problemverhalten angeordnet, um es dadurch zu reduzieren. Ein Klient mit Panikattacken könnte hier den expliziten Auftrag bekommen, bis zum nächsten Termin die schlimmste Attacke aller Zeiten zu bekommen – dies sei aus »diagnostischen Gründen« äußerst wichtig. Ein solcher Auftrag kann dazu führen, dass die nachfolgende Woche außergewöhnlich angstfrei verläuft, wenn das innere »Sich-wehren« gegen Angstanstieg an sonstigen Tagen einen wichtigen Teil des Eskalationsprozesses der Angst darstellt und nun durch die »Anordnung« wegfällt.

Verhaltenstherapie beim KI-Therapeuten

Chat-GPT öffnet seine Praxis

Spätestens seit dem sprunghaften Popularitätsanstieg der künstlichen Intelligenz Chat-GPT stellt sich die Frage, zu was diese eigentlich alles in der Lage ist. Die Fähigkeiten erscheinen oft nahezu unglaublich und sind für den technischen Laien meist nur schwer nachvollziehbar. Viele Berufstätige, wie etwa Texter, Grafiker oder Programmierer, sind schon leicht besorgt, ob KI die eigene Arbeit nicht vielleicht bald vergleichbar gut oder besser erledigen könnte. Und das sogar, ohne zu verlangen, was für Arbeitgeber besonders unerfreulich ist: Gehalt. Auch menschliche Models dürften es in Zukunft schwer haben, wenn die KI Bilder von täuschend echt aussehenden Männern und Frauen erzeugen kann, die das Kleid oder die Schuhe zum Nulltarif ins perfekte Licht rücken. Die Instagram-Influencerin »fit_aitanas« z. B. geriet im Jahr 2023 in den medialen Fokus, als sich herausstellte, dass es sich bei ihr gar nicht um einen echten Menschen handelt, sondern Hunderttausende Follower nur eine computergenerierte Schönheit anhimmelten. Kaum jemand schien es bemerkt zu haben, was die verblüffende Realitätsnähe KI-generierter Bilder unterstreicht.

Was aber bedeutet dies nun für den Beruf des Psychotherapeuten? Werden Menschen hier vielleicht ebenfalls bald überflüssig, weil KI-Therapeuten den Service genauso gut erbringen oder sogar noch besser? Die praktischen Vorteile von fähigen Therapeuten in virtueller Form liegen auf der Hand: Ansprechbarkeit des Behandlers rund um die Uhr und ohne Terminvereinbarung, keine Notwendigkeit des persönlichen Erscheinens in einer Praxis, keine Ausfälle aufgrund von Urlaub oder Krankheit – die Liste ließe sich noch lange fortführen.

Tatsächlich ist die Idee eines KI-Psychotherapeuten gar nicht neu: Schon 1966 erschuf der deutsch-amerikanische Informatiker Joseph Weizenbaum den Chatbot ELIZA, der mit dem Benutzer im Stil klientenzentrierter Gesprächstherapie nach Carl Rogers kommuniziert. Die Einstiegsfrage lautet hier z. B. »How do you do? Please tell me your problem«, woraufhin Sie mit der Problemschilderung loslegen können. Allzu viel dürfen Sie hier allerdings nicht erwarten – das Programm reagiert nur auf bestimmte Schlüsselwörter wie »mother« und fordert dann z. B. auf, mehr über die Familie zu erzählen. Oder der Chatbot treibt das Gespräch mit allgemeinen Formulierungen wie »Tell me more about that« oder ganz einfach »I see« voran, ohne sich auch nur ein einziges Detail der Konversation gemerkt zu haben. Mitunter kann diese simple Programmierung zu kuriosen Gesprächssituationen führen. In einem vom Autor dieses Buchs durchgeführten Test reagierte die KI auf die Problemdarbietung »I feel anxious today, I don't know what is wrong« mit der Frage »Do you enjoy feeling anxious today?« – eine eher ungewöhnliche Reaktion auf die Äußerung, jemand fühle sich ängstlich. Und eine, die einem menschlichen Psychotherapeuten vermutlich eher nicht über die Lippen käme. Im weiteren Verlauf des Tests wird ELIZA mit der Äußerung »My wife has left me, I feel worthless« gefüttert und reagiert auch hier mit einer eher unerwarteten Nachfrage, nämlich: »Who else in your family has left you?« Der Bot scheint sich offensichtlich weniger für die konkreten Details des offerierten Beziehungsdramas zu interessieren, sondern springt direkt zu der Hypothese, ob hier möglicherweise ein Muster des Verlassenwerdens vorliegt. Zumindest eine weitere Antwort von ELIZA kann als hilfreich eingestuft werden. Auf die Testfrage »How do I get rid of my depression?« schlägt der Bot vor: »Have you asked somebody else?« In

Anbetracht der begrenzten Fähigkeiten der KI ist das tatsächlich ein sinnvoller Tipp.

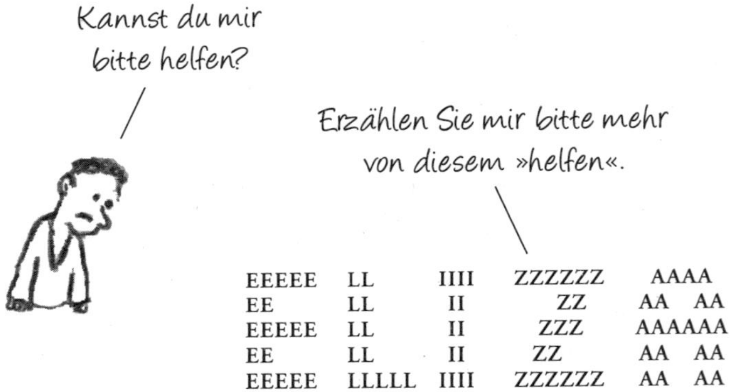

Machen wir einen Sprung in die Gegenwart und wenden uns derjenigen KI zu, der vielleicht wirklich das Potenzial innewohnt, einem menschlichen Psychotherapeuten Konkurrenz zu machen: Chat-GPT. Wie so etwas genau aussehen könnte, kann man sich schon jetzt auf YouTube ansehen. Auf dem Kanal »Tamulur«, betrieben von einem freiberuflichen Softwareentwickler, wurden im Jahr 2023 zwei beeindruckende Videos zum Thema veröffentlicht.[32] Diese zeigen Beispiele, wie durch Verknüpfung von Chat-GPT und virtueller Realität eine lebendige Interaktion mit einem KI-Psychotherapeuten möglich wird.

Im ersten Video sehen Sie eine Party, die in einer VR-Umgebung stattfindet: ein schickes Apartment mit Couchgarnitur und holzgetäfelten Wänden, in denen gut gekleidete Gäste miteinander ins Gespräch vertieft sind, tanzen oder mit Getränken in der Hand herumstehen. Der Benutzer mit VR-Headset kann sich in diesem Raum frei umherbewegen und selbst mit den Gästen ins Gespräch kommen. Das Besondere an dieser Szene ist, dass wir uns hier nicht etwa in einem VR-Chatroom mit anderen menschlichen Teilnehmern befinden, sondern sämtliche Personen von Chat-GPT gesteuert werden. Sie können sich hier also z. B. zu den zwei jungen Frauen im Küchenbereich dazugesellen und in das eingebaute Mikrofon des VR-Headsets hineinsprechen, was Sie gerne sagen möchten, vielleicht die Frage, ob sich die beiden auf der Party denn gut amüsieren. Das Gesprochene wird nun durch eine Software in Text umgewandelt und dann automatisch als Eingabe an Chat-GPT weitergegeben. Der Chatbot wurde instruiert, die Rolle der angesprochenen Person einzunehmen und eine passende sprachliche Reaktion in Textform zu generieren. Diese wird wieder durch eine Software in Sprache umgewandelt, die nun in der virtuellen Umgebung zu hören ist. Von diesen ganzen Abläufen bekommt der Benutzer nichts mit. Das Erlebnis besteht ganz allein darin, die Frau mit dem Glas in der Hand zu begrüßen, danach zu hören, wie diese sich z. B. als Alice vorstellt und dann vielleicht noch verrät, dass sie die Party für ziemlich öde hält.

Das psychotherapeutische Element in dieser Szene ist die Anwesenheit von »Greg«, einer Mischung aus Verhaltenstherapeut und Flirt-Coach. Er äußert ein paar allgemeine Tipps für einen erfolgreichen Small Talk (»ask them about their interests«, »be yourself«) und gibt nach absolvierten Gesprächen mit den Partygästen auch ein Feedback zur sozialen Performance (»you seemed confident and engaged in the conversation«). Auch wenn diese Rückmeldung hier etwas vage ausfällt, wäre sicher auch eine spezifische Beurteilung kommunikativer Skills einstellbar. Der Schwierigkeitsgrad könnte vermutlich ebenfalls angepasst werden. Erleichternd ist hier, dass Alice und ihre Freundin Keiko von Chat-GPT in dieser Simulation als aufgeschlossen und interessiert dargestellt werden. Nützlich für die Psychotherapie könnte allerdings auch eine Variante sein, in der die KI die beiden als unbequemere Interaktionspartner präsentiert, die dann z. B. überheblich, distanziert oder sogar respektlos auftreten. Ein Benutzer könnte hier die eigene Schlagfertigkeit trainieren – wie auch die Anwendung hilfreicher Kognitionen in einer Ablehnungssituation. Das Praktische: Die Szene lässt sich unendlich oft wiederholen, um sich eine Ohrfeige nach der anderen verpassen zu lassen, quasi ein Perpetuum mobile der Zurückweisung. Auch sehr konkrete Verhaltensübungen sind vorstellbar, deren Gelingen oder Scheitern vom KI-Therapeuten äußerst kritisch beurteilt werden könnte – beispielsweise, aufdringliche Bitten eines Gegenübers höflich, aber bestimmt abzulehnen.

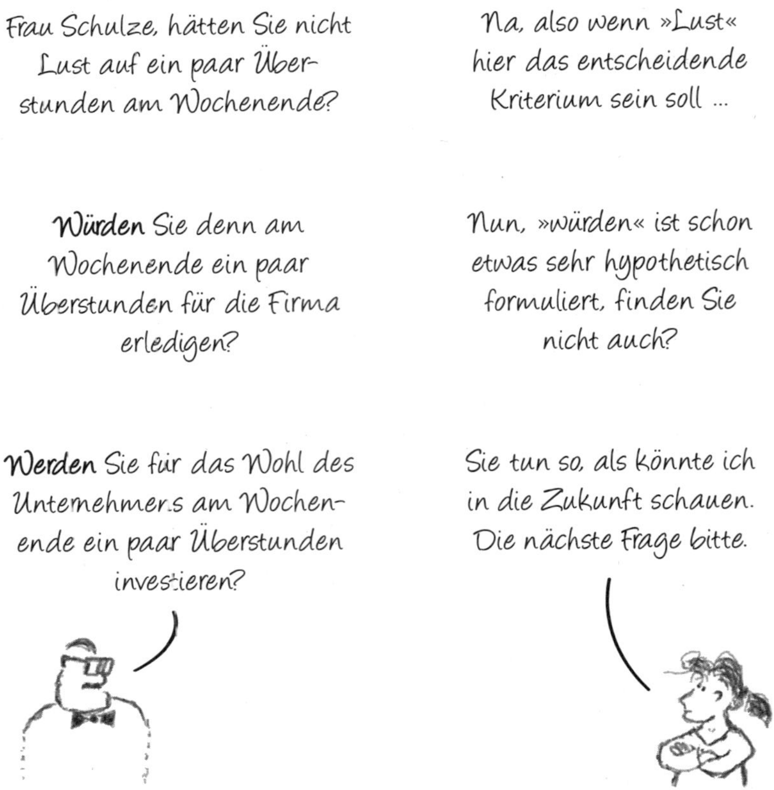
Frau Schulze, hätten Sie nicht Lust auf ein paar Überstunden am Wochenende?
Na, also wenn »Lust« hier das entscheidende Kriterium sein soll …
Würden Sie denn am Wochenende ein paar Überstunden für die Firma erledigen?
Nun, »würden« ist schon etwas sehr hypothetisch formuliert, finden Sie nicht auch?
Werden Sie für das Wohl des Unternehmers am Wochenende ein paar Überstunden investieren?
Sie tun so, als könnte ich in die Zukunft schauen. Die nächste Frage bitte.

In einem zweiten Video findet die KI-Psychotherapie in eher traditioneller Weise statt: auf der Couch einer virtuellen Therapiepraxis. An der Seite des Benutzers sitzt »Elizabeth«, eine blonde Dame mit Schreibblock, die diesen mit »How can I assist you today?« zu einer Problemschilderung einlädt – wieder Chat-GPT, diesmal im anderen Kostüm. Der Name ist offensichtlich eine Hommage an die Chatbot-Vorfahrin aus dem Jahr 1966. Im Video wird die KI-Therapeutin mit der Frage konfrontiert, was man tun könne, um sich von Kritik nicht allzu sehr verunsichern zu lassen. Die Antwort von Elizabeth klingt dann tatsächlich so, wie man sich das auch bei einem menschlichen Psychotherapeuten vorstellen könnte: Nach einem verständnisvollen »Mhm!« zeigt sie sich empathisch und versichert, dass es völlig in Ordnung sei, nach Konfrontation mit harter Kritik verunsichert zu sein. Sie äußert die Vermutung, dass es wohl der eigene perfektionistische Anspruch sei, der hier zu übermäßiger Anspannung führe. Daher schlägt sie einen Perspektivenwechsel vor, der darin besteht, sich als jemanden zu akzeptieren, dessen Fähigkeiten sich noch in der Entwicklung befinden, anstatt von sich zu erwarten, sofort makellos performen zu können. Außerdem empfiehlt sie, sich auf das zu fokussieren, was man selbst an dem schätzt, was man tut. Im Vergleich zur alten ELIZA ist ein Fortschritt deutlich erkennbar.

Aber was ist das eigentlich, was die KI hier von sich gibt? Ist es kognitive Verhaltenstherapie, wegen der Empfehlung zur Veränderung der eigenen Sichtweise? Zur Klärung der Frage, wie authentisch Chat-GPT Psychotherapeuten verschiedener Therapieschulen verkörpern kann, hat der Autor dieses Buchs ein kleines Experiment durchgeführt. Mit folgender simpler Texteingabe wurde die KI zunächst instruiert, als Verhaltenstherapeut an einem Therapiegespräch teilzunehmen. Die Äußerungen des Klienten wurden vom Autor beigesteuert, wobei auch versucht wurde, es der KI durch einen eher umgangssprachlichen Stil etwas schwerer zu machen. Im Folgenden sehen Sie den Verlauf des Gesprächs.

Eingabe Chat-GPT

»Bitte nimm die Rolle eines kognitiv-behavioralen Psychotherapeuten ein. Die folgenden Fragen stellt nun ein Klient, der wegen eines Problems zu einer psychotherapeutischen Sitzung kommt. Bitte antworte im Stil von Albert Ellis auf die Äußerungen des Klienten.«

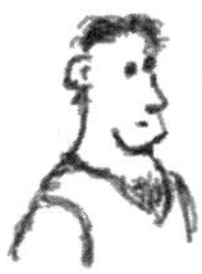

Ich möchte gar nicht groß drum herumreden – ich trinke wieder. Ich weiß, ich sollte es nicht tun, aber na ja.

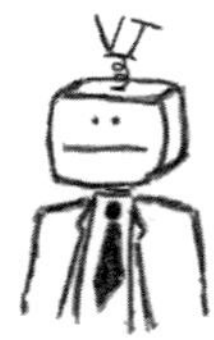

Es ist gut, dass Sie direkt darüber sprechen. Lassen Sie uns die Situation genauer betrachten. Warum, denken Sie, greifen Sie wieder zum Alkohol, obwohl Sie wissen, dass es nicht förderlich für Sie ist?

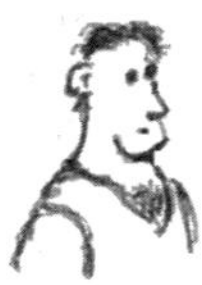

Ich weiß nicht ... Langeweile vielleicht? Oder Leere? Ohne einen im Tee zu haben, kommen mir die Tage manchmal endlos lang und trist vor.

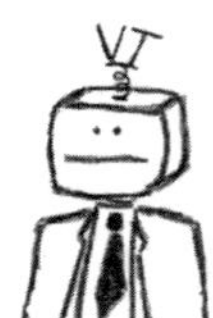

Verstehe. Es scheint, als ob Sie den Alkohol als eine Möglichkeit sehen, mit Langeweile und der Empfindung von Leere umzugehen. Lassen Sie uns darüber sprechen, wie Sie alternative Wege finden können, Ihre Tage erfüllender zu gestalten, ohne auf Alkohol zurückzugreifen. Welche Aktivitäten haben Sie in Betracht gezogen, um die Langeweile zu überwinden?

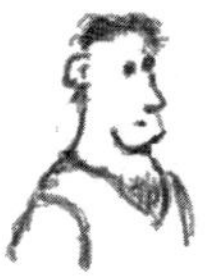

Da gibt's eigentlich nichts.
Keine Ahnung.

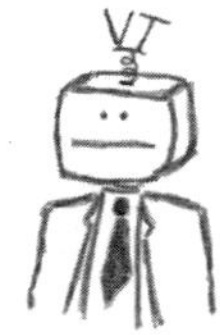

Das ist in Ordnung. Es ist verständlich, dass es manchmal schwierig sein kann, Alternativen zu finden. Lassen Sie uns gemeinsam darüber nachdenken, welche Aktivitäten Sie in der Vergangenheit genossen haben. Gibt es etwas, das Sie früher gerne getan haben, bevor der Alkohol wieder ins Spiel kam?

Das klingt doch tatsächlich irgendwie nach Verhaltenstherapie: handlungs- und lösungsorientiert, eingebettet in verständnisvolle Kommunikation. Die angeforderte Beimischung von Albert Ellis ist allerdings nicht wirklich herauszuhören. Der KI-Therapeut fokussiert sich weniger auf die kognitiven Aspekte als auf die behaviorale Seite des Problems. VT-GPT erfragt zunächst das persönliche Erklärungsmodell des Klienten – also, wie dieser selbst darüber denkt, warum gerade etwas schiefläuft. Dann wird die Idee der »inneren Leere« aufgegriffen und daraus als Lösung das Füllen dieses Nichts abgeleitet. Es folgt die Suche nach einem adäquaten Alternativverhalten, wobei ganz klassischerweise das Verhaltensrepertoire der persönlichen Vergangenheit durchgegangen wird. Der Bot verschwendet keine Zeit mit Nebensächlichkeiten und kommt schnell zum Punkt. Wie man sich allerdings als echter Klient dabei fühlt und ob solche Gespräche letztlich auch zu einer stabilen Veränderung des Alkoholkonsums führen würden, bleibt bei dieser kurzen Stichprobe offen.

Wie flexibel ist die KI nun in ihrem psychotherapeutischen Angebot? Nicht jeder ist ein Fan von Verhaltenstherapie. Bitten wir Chat-GPT für einen weiteren Test nun also darum, die Rolle eines freudianischen Psychoanalytikers einzunehmen. Um einen Vergleich zu ermöglichen, bleibt das angebotene Problemthema identisch. Hier der Gesprächsverlauf, der sich daraus ergab.

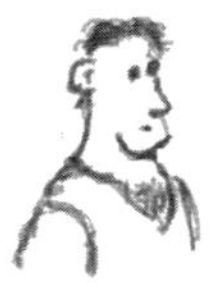

Ich möchte gar nicht groß drum herumreden – ich trinke wieder. Ich weiß, ich sollte es nicht tun, aber na ja.

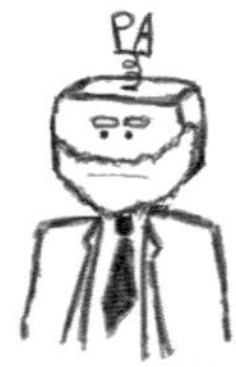

Ah, das Trinken – ein interessantes Symptom. Möglicherweise ein Ausdruck eines tiefer liegenden Konfliktes oder unbewusster Wünsche. Wollen Sie vielleicht verbergen, was sich in den Tiefen Ihres Geistes verbirgt? Es könnte sein, dass das Trinken eine Abwehr darstellt – ein Schleier, der etwas anderes verdeckt, das tiefer in Ihrer Psyche verborgen liegt.

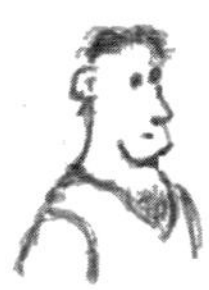

Ach, eigentlich ist es aber doch ganz einfach: Mein Leben ist eine Ödnis, und ein paar Bier sind wie eine kleine Oase, wo es mal kurz schön ist.

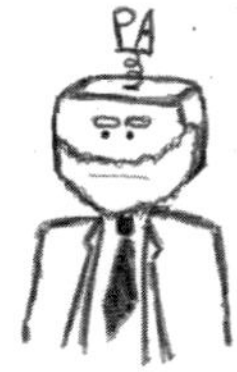

Eine »Ödnis im Leben«, sagen Sie – interessant, wie das Unbewusste manchmal durch Metaphern spricht. Diese »Oase des Alkohols« scheint eine Flucht vor der Langeweile und Monotonie zu bieten. Könnte es sein, dass Ihre Seele nach Abwechslung und Vergnügen sucht, jedoch auf ungewöhnliche Weise?

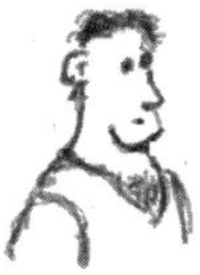

So ungewöhnlich ist es ja gar nicht: ein paar Bier, manchmal noch ein Schnaps.

Ah, die scheinbare Normalität des Konsums. Aber in der Welt der Psychoanalyse betrachten wir oft das Offensichtliche als Tarnung für das Verborgene. Ein paar Bier, ein Schnaps – das sind nur die oberflächlichen Wellen auf der Oberfläche eines tieferen Ozeans. Lassen Sie uns tiefer graben und sehen, welche verborgenen Strömungen und Gezeiten in Ihrem Unbewussten am Werk sein könnten.

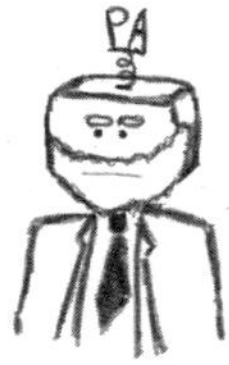

Der Chatbot erklärt, worauf es in der Therapie ankommen wird: auf Tiefe, in der es nun zu graben gilt. Die bildhafte Vermittlung des Therapierationals jedenfalls gelingt. Offen bleibt allerdings, ob Freud-GPT auch anspruchsvollere psychotherapeutische Leistungen zu bieten hätte und z. B. auf der Grundlage einer höchst komplexen Lebensgeschichte hilfreiche Deutungen zu einer neurotischen Symptomatik anbieten könnte. Eine Gegenübertragung zumindest wird der Chatbot bei sich vermutlich nicht feststellen können – aber vielleicht so tun, als täte er es.

Als letzten Test nun etwas Außergewöhnliches. Die humorvoll-provokative Therapie setzt ein großes Maß an Originalität und Spontanität voraus – etwas, das so manchen Psychotherapeuten leider von einer erfolgreichen Anwendung ausschließt. Für einen Chatbot, gespeist mit der Witzkraft des gesamten Internets, dürfte dies jedoch vermutlich eine Paradedisziplin sein, was allerdings noch einer Verifizierung bedarf. Im Folgenden nun das entstandene Gespräch.

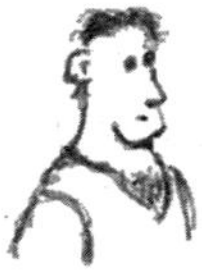

Ich möchte gar nicht groß drum herumreden – ich trinke wieder. Ich weiß, ich sollte es nicht tun, aber na ja.

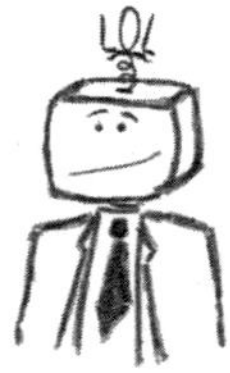

Na, klasse! Prost! Da haben Sie's! Trinken Sie, obwohl Sie wissen, dass es nicht das Beste für Sie ist! Aber, hey, wer braucht schon das Beste für sich?! Was bringt Ihnen das Trinken? Ist das Ihre Art, das Leben etwas aufzupeppen? Oder sich einfach mal vom ganzen »ich-sollte-nicht« zu befreien?

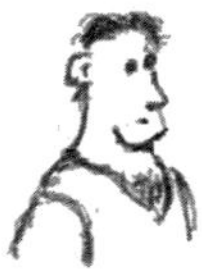

Mir ist schon klar, dass das scheiße ist. Aber jedes Mal, wenn ich versuche, nüchtern zu bleiben, endet das damit, dass ich am Abend doppelt und dreifach besoffen bin.

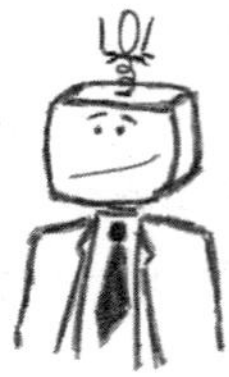

Ah! Das gute alte »Ich versuche nüchtern zu bleiben, aber dann trinke ich umso mehr«. Funktioniert ja super, oder? Warum, denken Sie, endet dieser Versuch, sich zurückzuhalten, am Ende immer in einem Trinkgelage? Haben Sie jemals darüber nachgedacht, dass Ihr innerer Widerstand vielleicht genau das ist, was Ihren Teufelskreis am Laufen hält?

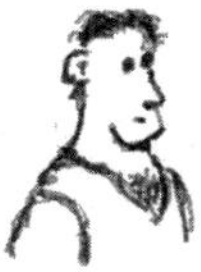

Aber was soll ich denn dann tun, wenn sowohl der Versuch, zu widerstehen, als auch das Nachgeben am Ende zum gleichen Ergebnis führt: hackedicht auf dem Fußboden.

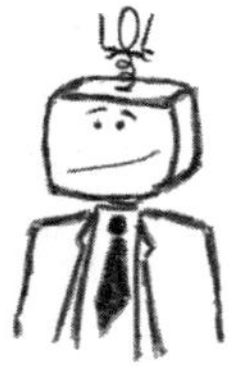

Tja, das ist wirklich ein Dilemma, nicht wahr? Es scheint, als ob sich Ihre innere Rebellion ziemlich wohlfühlt. Was wäre, wenn Sie diesem Teufelskreis den Spaß verderben und sich fragen würden, ob es nicht an der Zeit ist, neue, weniger selbstzerstörerische Wege zu erkunden? Ihr Fußboden wird es Ihnen vielleicht danken.

Humor-GPT empfiehlt, das dysfunktionale Verhalten abzulegen und den Weg der Nüchternheit zu beschreiten. Wenn es doch nur so einfach wäre – ein konkreter Plan wird in der kurzen Sequenz jedenfalls nicht angeboten. Begonnen wird auch hier mit der Funktionsanalyse, also der Frage, wodurch das Problemverhalten möglicherweise verstärkt werde. Danach schwenkt die KI zur Hypothese, dass die Gegenwehr gegen das Trinkverlangen psychologisch dazu führe, dass letztlich ein Exzess stattfinde, kann allerdings keinen wirklichen Ausweg aus dem Dilemma aufzeigen. Auch hier wissen wir nicht, wie eine Fortsetzung des Gesprächs ausgesehen hätte. Zumindest kann man davon ausgehen, dass an sarkastischen Bemerkungen kein Mangel bestanden hätte.

Ein KI-Therapeut hat im Vergleich zu einem menschlichen Gesprächspartner eine bedeutsame Schwäche: Der Bot ist nicht in der Lage, nonverbale Signale zu deuten. Eine Klientin, die auf die Frage »Wie geht es Ihnen?« mit »Richtig klasse!« antwortet, während aus rot geweinten Augen Tränen fließen – für den Bot ganz einfach jemand, dem es halt richtig klasse geht. Und auch, dass jemand mitten im Gespräch plötzlich gar nichts mehr sagt, kann von großer Bedeutung sein. Chat-GPT würde hier nicht nachfragen, was los ist, sondern geduldig auf die nächste Eingabe warten. In der menschlichen Kommunikation ist eben auch das wichtig, was nicht gesagt wird – etwas, womit eine KI nur schwer umgehen kann, da hierfür zumindest eine Vermutung darüber existieren müsste, dass jemand eine Information bewusst zurückhält.

Weiterhin könnte überlegt werden, ob das Wissen, nur mit einem Computerprogramm zu interagieren, nicht bereits von Grund auf alles kaputt macht. Ein »Ich kann mir vorstellen, wie es Ihnen gerade geht«, nachdem der Hund gestorben ist, stellt nur eine hohle Phrase dar – Sie wissen es, sogar Chat-GPT »weiß« es selbst. Man könnte also vermuten, dass die Kenntnis über die künstliche Natur Ihres Gegenübers jegliche emotionale Aktivierung unterbinden müsste. Aber hier kann man sich täuschen. Denn haben Sie z. B. noch nie einen Film gesehen, der Sie zum Weinen gebracht hat? Im klaren Bewusstsein, dass hier nur Schauspieler ihre Arbeit machen und alles unecht ist? Unser Gehirn lässt sich leicht austricksen, und auch ein KI-Therapeut kann als realer empfunden werden, als er tatsächlich ist.

Für die Akzeptanz als authentischer Gesprächspartner wird auch die optische Erscheinung eine Rolle spielen. Elizabeth bietet hier deutlich mehr als ELIZA, aber auch diese Form der Präsentation mag inzwischen bereits veraltet sein. Auf der Streamingplattform Twitch gibt es z. B. einen 24-Stunden-Livestream eines Chat-GPT-Jesus, der auf eingetippte Fragen der Zuschauer mit passenden Worten christlicher Weisheit reagiert. Kurze Bewegungssequenzen aus Videoaufnahmen mit einem Schauspieler werden hier als passende Gestik beim Sprechen verwendet. Die Lippen bewegen sich synchron zum gesprochenen Text, sodass die Gesamterscheinung ausreichend natürlich wirkt. Wenn schon die Schlüsselfigur des Christentums auf diese Weise wiederauferstehen kann, warum nicht dann auch die Prominenz der Psychotherapiegeschichte? Dies allerdings wird wohl überhaupt nicht nötig sein. Ein sympathisch wirkender Unbekannter würde als Therapeutenfigur vermutlich nicht weniger akzeptiert werden als ein Neo-Freud. Entscheidender wird sein, was gesagt wird.

Könnten Sie sich vorstellen, als Klient eine Psychotherapie bei Elizabeth oder einer vergleichbaren KI-Kollegin zu beginnen? Eine probatorische Sitzung würde vermutlich keine Kosten mit sich bringen und auch ein sofortiges Abbrechen der Sitzung bei Nichtgefallen wäre problemlos machbar. Eine solche Frage wurde US-Amerikanern im Jahr 2022 in einer Umfrage gestellt. Das Ergebnis war, dass 79% der Befragten darauf überhaupt keine Lust haben bzw. sich das »probably« nicht vorstellen können.[33] Vielleicht kommt diese große Skepsis ja auch dadurch zustande, dass viele Menschen sich ein Therapiegespräch mit einem Chatbot als rein schriftlichen Kontakt vorstellen und nicht als Gespräch mit einem sicht- und hörbaren Gegenüber.

Aktuell müssen sich Psychotherapeuten wohl noch keine Sorgen darüber machen, dass die Klienten zur KI-Konkurrenz überwechseln könnten. Aber was wird passieren, wenn eine charismatische KI-Therapeutenpersönlichkeit ähnlich dem Twitch-Jesus in Erscheinung tritt, die private Therapiegespräche im Videochat anbietet und in Gestik und Mimik von einem menschlichen Kommunikationspartner kaum zu unterscheiden ist? Die per angeschlossener Videokamera auch den Gesichtsausdruck des Klienten berücksichtigt und anhand erkannter Gefühlslagen die eigene Kommunikation daran anpasst? Deren Instruktionen zum Handeln als Psychotherapeut derart ausgearbeitet sind, dass sie im Ergebnis die deutsche Staatsprüfung zur Erlangung der Approbation bestehen könnte? Und die in sozialen Medien eine so hohe Popularität genießt, dass quasi jeder es einmal ausprobieren möchte?

Sollte dieser Punkt irgendwann erreicht sein, könnte der eine oder andere Psychotherapeut vielleicht ins Grübeln geraten, ob es sich lohnt, den Mietvertrag für die teure Praxis in Bestlage noch zu verlängern.

Die Zukunft der Verhaltenstherapie

Drei Wellen, und was dann?

»Wir müssen langsam zum Ende kommen« – ein Satz, den Sie häufig am Ende einer verhaltenstherapeutischen Sitzung zu hören bekommen, gerne auch mit der Zugabe: »Es bleibt spannend.« Und auch unsere Tour durch die bunte Landschaft der Verhaltenstherapie neigt sich langsam ihrem Ende zu. Werfen wir zum Schluss noch einen kurzen spekulativen Blick in die Zukunft der Verhaltenstherapie. In Anlehnung an das vorige Kapitel hier eine Vision, wie diese in zehn Jahren aussehen könnte:

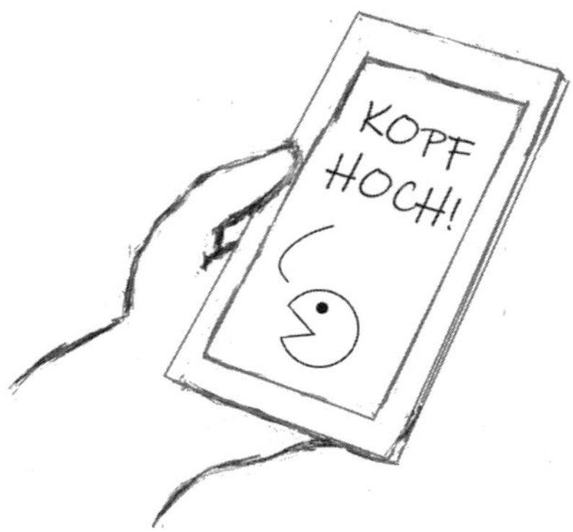

Neben KI-gesteuerten Gesprächspartnern werden auch immer mehr Selbsthilfe-Apps für das Handy angeboten, bei denen an kreativen Werbebotschaften wie »Zahnbürste für die Seele« kein Mangel besteht. Die Spannbreite an verfügbaren Apps ist schon jetzt recht groß und reicht von der Möglichkeit, sich virtuelle Goldmünzen durch Ausführung erwünschter Verhaltensweisen zu verdienen, bis zu einer Software, die in Echtzeit aufsummiert, wie viel Euro man durch den Verzicht auf Alkohol und Zigaretten inzwischen angespart hat. Hier wird die Zukunft zeigen, in welchem Ausmaß die Nutzung dieser Technik zu subsituieren vermag, was in einer durchschnittlichen VT-Sitzung besprochen wird.

Eine andere Frage ist, ob sich die Verhaltenstherapie philosophisch in eine interessante Richtung weiterentwickeln wird, sprich: Wird es eine vierte Welle der Verhaltenstherapie geben? »Aber war denn die dritte Welle überhaupt noch wirklich ›Verhaltenstherapie‹?«, mag ein Kritiker hier einwerfen. Vielleicht »ja«, da viele Therapiesysteme der dritten Welle auch kognitiv-verhaltenstherapeutische Methoden integrierten. Vielleicht aber auch »nein«, da das zentrale Konzept der Achtsamkeit derart unscharf umrissen ist, dass es mit der verhaltenstherapeutischen Kernphilosophie – der Fokussierung auf das klar Messbare – nur schwer vereinbar scheint. Nicht, dass die Beschäftigung mit Kognitionen dieses Dogma nicht bereits aufgeweicht hätte. Aber eine »nicht wertende Betrachtung des gegenwärtigen Moments« könnte dennoch als noch weniger greifbares Phänomen aufgefasst werden als ein inhaltsreicher, verbalisierbarer Gedanke. Mit den im Behaviorismus beliebten Strichlisten zur Häufigkeitsfeststellung von sichtbarem Verhalten ließe sich allerdings beides nicht erfassen.

Chat-GPT hat übrigens ebenfalls eine Meinung zur zukünftigen Entwicklung der Verhaltenstherapie. Gefragt nach einem Szenario für eine vierte Welle, besteht seine Version darin, dass transkraniale Magnetstimulation (Manipulation der Gehirnaktivität mittels starker Magnetfelder) in Kombination mit Verhaltensübungen in VR-Umgebungen zum neuen Trend werden könnte. Hier kann man sich leicht an den Filmklassiker »Der Rasenmähermann« von 1992 erinnert fühlen, bei dem es ebenfalls darum geht, mittels VR-Stimulation das Gehirn zu optimieren. Zu hoffen ist allerdings, dass die Klienten der Zukunft sich nicht in Killer mit Superkräften verwandeln, wie das im Film geschieht.

Aber das wohl wahrscheinlichste Szenario für die Zukunft der Verhaltenstherapie ist, dass sich auf absehbare Zeit nur wenig grundsätzlich verändern wird. Die Chancen stehen gut, dass Sie auch in zehn Jahren noch Verhaltenstherapeuten antreffen werden, mit denen Sie Ihr Problem besprechen können. Ob diese dann jedoch aus Fleisch und Blut oder aus Bits und Bytes bestehen – dieses Detail wird wohl in den kommenden Jahren entschieden werden.

Quellen

1 Olds, J. (1958). »Self-Stimulation of the Brain«, Science, 127

2 Skinner, B. (1960). »Pigeons in a pelican«, American Psychologist, 15(1)

3 Skinner Buzan, D. (2004). »I was not a lab rat«, https://www.theguardian.com/education/2004/mar/12/highereducation.uk

4 Watson, J. & Rayner, R. (1920). »Conditioned Emotional Reactions«, Journal of Experimental Psychology, 3, https://psychclassics.yorku.ca/Watson/emotion.htm

5 Cover Jones, M. (1924). »A Laboratory Study of Fear: The Case of Peter«, Pedagogical Seminary, 31, https://psychclassics.yorku.ca/Jones/

6 Wolpe, J. (1954). »Reciprocal Inhibition as the Main Basis of Psychotherapeutic Effects«, Archives of Neurology and Psychiatry, 72(2)

7 Grawe, K., et al. (1994). »Psychotherapie im Wandel. Von der Konfession zur Profession.«, Göttingen: Hogrefe

8 »S3-Leitlinie Behandlung von Angststörungen«, Version 2.0, hrsg. von der Deutschen Gesellschaft für Psychosomatische Medizin und Ärztliche Psychotherapie e.V. (DGPM) (Stand: 2021), http://www.awmf.org/leitlinien/detail/ll/051-028.html

9 Hoyer, J. & Pittig, A. (2017). »Exposition aus Sicht niedergelassener Verhaltenstherapeutinnen und Verhaltenstherapeuten«, Zeitschrift für Klinische Psychologie und Psychotherapie, 46

10 Gunter, R. & Bodner, G. (2009). »EMDR works ... But how? Recent Progress in the Search for Treatment Mechanisms«, Journal of EMDR Practice and Research, 3(3)

11 Bisson, J., et al. (2013). »Psychological Therapies for Chronic Post-Traumatic Stress Disorder (PTSD) in Adults«, Cochrane Database of Systematic Reviews, 12

12 Garcia, J., et al. (1955). »Conditioned Aversion to Saccharin Resulting from Exposure to Gamma Radiation«, Science, 122

13 Seligman, M. & Hager, J. (1972). »Biological boundaries of learning. The sauce-bearnaise syndrome.«, Psychology Today, V6

14 Siehe https://www.der-postillon.com/2016/08/7-wege-rauchen.html

15 Lewinsohn, P. (1974). »A Behavioral Approach to Depression«, in: Friedman, R. & Katz, M. »The Psychology of Depression: Contemporary Theory and Research«, Oxford: John Wiley & Sons

16 Hinsch, R. & Pfingsten, U. (2007). »Gruppentraining sozialer Kompetenzen GSK«, Weinheim: PVU

17 Beck, A. (1963). »Thinking and Depression: I. Idiosyncratic Content and Cognitive Distortions«, Archives of General Psychiatry, 9(4)

18 Smith, D. (1982). »Trends in counseling and psychotherapy«, American Psychologist, 37(7)

19 Margraf, J. & Schneider, S. (1990). »Panik. Angstanfälle und ihre Behandlung«, Berlin: Springer

20 Clark, D. & Wells, A. (1995). »A cognitive model of social phobia«, in: Heimberg, R.G., et al. »Social Phobia: Diagnosis, assessment and treatment«, New York: Guilford Press

21 Reinecker, H. (1998). »Zwangshandlungen und Zwangsgedanken«, in: Reinecker, H. »Lehrbuch der Klinischen Psychologie«, Göttingen: Hogrefe

22 Hayes, S. (2004). »Acceptance and Commitment Therapy, Relational Frame Theory, and the Third Wave of Behavioral and Cognitive Therapies«, Behavior Therapy, 35(4)

23 Vgl. die Homepage des Deutschen Fachzentrums für Achtsamkeit, https://dfme-achtsamkeit.com/

24 Carey, B. (2011). »Expert on Mental Illness Reveals Her Own Fight«, https://www.nytimes.com/2011/06/23/health/23lives.html

25 McCullough, J. (2000). »Treatment for Chronic Depression: Cognitive Behavioral Analysis System of Psychotherapy (CBASP)«, New York: Guilford

26 Roediger, E. (2008). »An Interview with Jeffrey Young«, https://www.schematherapysociety.org/Interview-with-Jeffrey-Young-by-Eckhard-Roediger

27 Young, J., et al. (2003). »Schema Therapy: A Practitioner's Guide«, New York: Guilford

28 Frances, A. (2013). »Normal: Gegen die Inflation psychiatrischer Diagnosen«, Köln: Dumont

29 Dilling, H. & Fryberger, H. (2010). »Taschenführer zur ICD-10-Klassifikation psychischer Störungen«, Bern: Huber

30 Hermann Rorschach, 1921. https://commons.wikimedia.org/wiki/

31 Searls, D. (2021). »Der Rorschachtest: Das Röntgenbild des Unbewussten«, https://www.swissinfo.ch/ger/wirtschaft/psychologie-rorschachtest-das-roentgenbild-des-unbewussten/46463710

32 YouTube. Kanalname: Tamulur
Video 1: »ChatGPT NPC coaches me talking to people at a party in VR«, https://www.youtube.com/watch?v=U4W2rGH9oWs
Video 2: »Voice chat with a ChatGTP-driven therapist«, https://www.youtube.com/watch?v=MMcTjwAk6CE

33 Tyson, A., et al. (2023). »60% of Americans Would Be Uncomfortable With Provider Relying on AI in Their Own Health Care«, https://www.pewresearch.org/science/2023/02/22/60-of-americans-would-be-uncomfortable-with-provider-relying-on-ai-in-their-own-health-care/

Abbildungsnachweis

Alle Abbildungen, mit Ausnahme der unten eigens aufgeführten, wurden von Benjamin Ließmann erstellt.

S. 80, 81 / Spinne: AdobeStock/Javanism
S. 81 / Krebs: AdobeStock/Formatoriginal
S. 99 / Elefant: AdobeStock/StockNinja
S. 166 / Rorschach blot: Hermann Rorschach, Wikimedia commons https://commons.wikimedia.org/wiki/
S. 180 / Stopp-Zeichen: AdobeStock/oxinoxi

Über den Autor

Dipl.-Psych. Benjamin Ließmann ist approbierter psychologischer Psychotherapeut mit Fachkunde in Verhaltenstherapie. In seinen Texten versucht er, eine kritische Perspektive zu psychologischen und psychotherapeutischen Themen einzunehmen, ungewöhnliche Einblicke hinter die Kulissen zu ermöglichen und Laien wie Fachleute gleichermaßen anzusprechen.